U0284319

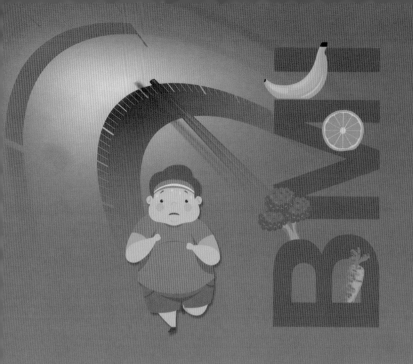

孩子肥胖怎么办

主编 文飞球 苏 喆

人民卫生出版社
·北京·

图书在版编目（CIP）数据

孩子肥胖怎么办 / 文飞球，苏喆主编. —北京：
人民卫生出版社，2023.4
ISBN 978-7-117-34723-5

Ⅰ. ①孩… Ⅱ. ①文… ②苏… Ⅲ. ①小儿疾病－肥
胖病－防治－普及读物 Ⅳ. ①R723.14-49

中国国家版本馆CIP数据核字（2023）第060381号

人卫智网	**www.ipmph.com**	医学教育、学术、考试、健康， 购书智慧智能综合服务平台
人卫官网	**www.pmph.com**	人卫官方资讯发布平台

孩子肥胖怎么办
Haizi Feipang Zenmeban

主　　编：文飞球　苏　喆
出版发行：人民卫生出版社（中继线 010-59780011）
地　　址：北京市朝阳区潘家园南里 19 号
邮　　编：100021
E - mail：pmph @ pmph.com
购书热线：010-59787592　010-59787584　010-65264830
印　　刷：北京顶佳世纪印刷有限公司
经　　销：新华书店
开　　本：889 × 1194　1/32　印张：6.5
字　　数：157 千字
版　　次：2023 年 4 月第 1 版
印　　次：2023 年 5 月第 1 次印刷
标准书号：ISBN 978-7-117-34723-5
定　　价：59.00 元

打击盗版举报电话：010-59787491　E-mail：WQ @ pmph.com
质量问题联系电话：010-59787234　E-mail：zhiliang @ pmph.com
数字融合服务电话：4001118166　E-mail：zengzhi @ pmph.com

编者（以姓氏笔画为序）：

万力生　王玉娟　王朝霞　文飞球　邓倩楠　刘　冬　刘　霞
刘春妍　许晓芬　贠国俊　苏　喆　苏慧萍　李卓光　李艳艳
李博宁　杨　琴　杨玉瑶　肖海荣　张龙江　张秀珍　张德伦
陈冉冉　陈晓莹　林　琳　林　鄞　郑荣飞　赵　岫　郜　莉
徐江龙　高晓洁　曹建国　董　杰　熊静帆　魏菊荣

前言

近年来，随着国民生活水平的提高和社会经济的发展，超重和肥胖成为现代社会的公共问题。儿童青少年处于生长发育黄金时期，学习和课业压力大、体育运动时间不足，加之自控能力差，超重和肥胖的发生率出现快速上升趋势。从 1985 年到 2014 年，我国 7 岁以上学龄儿童超重率由 2.1% 增至 12.2%，肥胖率由 0.5% 增至 7.3%。如果不采取有效的干预措施，至 2030 年，预计 7 岁以上学龄儿童超重及肥胖检出率将达到约 30%，超重肥胖的儿童数将增至约 5 000 万。

儿童肥胖不仅仅对其当前的身体发育和健康造成严重影响，还将增加成年后肥胖相关慢性病（例如成年期肥胖、高血压、心血管疾病、代谢综合征、肿瘤）的发病风险。超重肥胖急剧增长，不仅严重威胁孩子的健康、影响民族素质的提高，还会给社会经济发展带来巨大负担。因此，对于广大家长来说认识和掌握儿童肥胖的相关科普知识，做好儿童青少年超重和肥胖的家庭防控，对家庭、社会、经济、人文、国民健康的发展均具有重要意义。

本书从儿童肥胖的危险因素、儿童肥胖相关的家庭预防方法、儿童肥胖的危害、儿童肥胖的综合治疗、儿童肥胖的成年期疾病情况等入手，并且通过一些实例分享，用简明扼要、通俗易懂的语言和图片对儿童青少年肥胖进行全面系统讲解，以期帮助广大肥胖儿童进行家庭防控，同时对健康儿童预防肥胖具有指导意义。

本书的编写及出版得到了"广东省高水平临床重点专科（深圳市配套建设经费）项目（SZGSP012）""深圳市基础研究资助项目（Supported by Shenzhen Fundamental Research Program，KCXFZ20201221173400002）"基金项目的支持。

我们希望这本书能够帮助提高家长和儿童对肥胖的认识，能够帮助肥胖儿童科学管理体重，能够帮助正常儿童预防肥胖发生。

文飞球

深圳市儿童医院

2023 年 1 月

目录

第三章 儿童肥胖的危害

第四章 儿童肥胖的健康管理

第五章　深入了解儿童肥胖

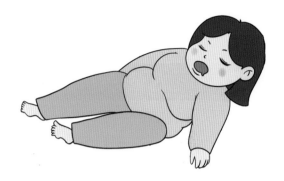

第一章

概述

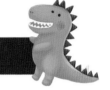

第一节　儿童肥胖的流行现状

　　肥胖是因能量摄入超过能量消耗，导致体内脂肪积聚过多，造成人体器官和系统的功能损伤而危害健康的一种慢性代谢性疾病。肥胖发生的根本原因是能量代谢失衡——吃得多，动得少，多余的能量转变成脂肪储存在体内。肥胖对人体健康危害的特点表现为渐进性和持续性的损伤，是多种慢性非传染性疾病发生的主要危险因素，被世界卫生组织认定为影响健康的第五大危险因素。

　　随着社会经济的快速发展和居民生活水平的提高，膳食结构和育儿方式的转变，胖孩子越来越多。近30年来，无论是发达国家还是发展中国家，儿童超重及肥胖在全球范围内都以惊人的速度增长。根据1985—2014年我国针对学龄儿童开展的6次全国学生体质与健康调研及儿童单纯性肥胖症流行病学调查结果显示，我国儿童肥胖已呈全国流行态势，俨然成为常见的营养不良性疾病。《中国儿童肥胖报告》指出，我国是世界上肥胖儿童最多的国家，约1.5亿儿童青少年超重或肥胖，并且有持续上升的趋势。我国主要大城市0～7岁肥胖儿童约476万人，7岁以上超重肥胖学龄儿童达3 496万人，加起来近4 000万人。如果不采取有效的干预措施，到 2030 年，0~7 岁肥胖儿童数将增至 664 万人；7 岁及以上超重肥胖儿童将增至约 5 000 万人。农村儿童肥胖状况也不容乐观，特别是近年来，农村儿童肥胖率激增，有少数农村甚至反超城市。更为严重的是，约 8.2%的超重及肥胖青少年患上了高血压、高血脂、脂肪肝、胃病、肌肉疼痛等疾病，超过一半的"小胖墩"会出现自卑心理。因此，儿童超重肥胖的预防刻不容缓！

然而，目前很多家长并不重视，认为孩子胖一点才是营养好或者孩子长大后自然就会瘦下来。其实不然，肥胖不仅仅是体态的改变，更是一种慢性代谢性疾病。儿童青少年正处在生长发育和心理发育的关键时期，肥胖对孩子的身心都会造成极大的危害，并且多数儿童肥胖及其相关的健康风险会延续至成年期。儿童期超重和肥胖会增加儿童患高血压、高血脂、糖尿病、脂肪肝、痛风、癌症等慢性病的风险。肥胖还会引起儿童性早熟，影响青春期发育，危害呼吸系统及骨骼系统，造成免疫力降低，甚至对儿童心理、行为、认知及智力产生不良影响。此外，即使超重和肥胖导致的功能失调现象在儿童期没有表现出来，其功能性的损伤也依然存在，同样会增加成年时期的患病风险。因此，家长要正视肥胖，了解孩子肥胖的原因，从小进行预防和干预。

（李艳艳　熊静帆）

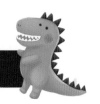

第二节　儿童肥胖的危险因素
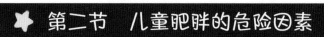

　　儿童肥胖是多种原因造成的。除遗传外，不合理饮食和身体活动不足是导致肥胖最主要的原因。另外，家庭及社会环境、心理、家长和长辈的错误认识和溺爱会影响孩子饮食和运动行为，导致孩子肥胖。

一、遗传因素

　　群体遗传学通过家系调查发现，父母双方均肥胖者，子女肥胖的概率高达70%~80%；父母一方肥胖，子女肥胖的概率约为40%；父母双方体重正常，子女肥胖的概率只有10%左右。现代分子生物学的研究也证实，多种基因与儿童肥胖的发生密切相关，但除了基因突变或缺陷引起的伴随肥胖性遗传病外，大多数肥胖是肥胖相关基因与生活习惯及环境共同作用的结果，只有在适宜的环境下，遗传因素才能对肥胖的发生发挥作用。

二、饮食因素

　　饮食因素包括不合理的膳食结构和不良的饮食行为，导致能量摄入过多，超过人体所需，剩余部分转化为脂肪储存起来。

（一）摄食量过大导致膳食能量摄入过多

人体的能量主要通过摄入食物获得，能量摄入过多，就会导致多余的能量以脂肪的形式贮存，进而引起肥胖。肥胖的孩子一般食欲特别好，吃得越多身体越胖。导致孩子摄食量过大的因素有很多种，例如，由于遗传因素，有些孩子天生食量就比较大一些，但除此之外，更多的是因为家庭、社会及心理因素。随着经济的发展，居民生活条件越来越好，食物种类和数量极大丰富，孩子触手可及的食物多种多样，家庭或孩子生活的环境中美食的"诱惑"也是越来越多。此外，在我国的传统文化中，"胖"被认为是"福气"和"健康"的象征，家长和长辈往往会鼓励孩子多吃，更有不少家长认为小孩子正在长身体，总担心孩子吃不饱或营养缺乏，造成孩子摄入过量；也有家长将食物作为奖励手段，使进食成为心理性奖励而增加儿童超量饮食的危险，加速孩子肥胖的发生和发展。

心理因素对饮食也有显著的影响。有的孩子由于自身情绪的问题会通过饮食来缓解，有的孩子看到想吃的就控制不住，睡前不吃东西睡不着，看电视必须吃零食等，都会造成儿童肥胖，因肥胖产生的自卑、焦虑等心理问题又会造成多食、暴饮暴食，加重肥胖程度。

（二）饮食结构不合理导致膳食能量摄入过多

能量摄入过多不仅仅是因为吃得多，饮食结构不合理也起到非常重要的作用。膳食结构搭配不合理，高油、高脂、高糖等高能量密度的食物摄入过多，而新鲜蔬果、富含膳食纤维的食物摄入较少往往会引起身体能量摄入过多而营养素比例失衡，造成很多维生素、矿物质等缺乏的"隐性饥饿"的小胖子出现。

孩子一部分食物来自家庭环境，如果家庭提供的饮食结构不合理，高热量、高脂肪、高蛋白质和低膳食纤维的饮食结构很容易造成孩子出现因饮食不均衡导致的肥胖问题。例如，烹调方式不合理，重油重盐，爱用油炸煎烤；有些家长营养知识较为缺乏，不知道孩子究竟应该怎么吃才是真正的"营养均衡"，抱着"不能让孩子饿着"的心态，为孩子提供孩子爱吃的高油、高糖等重口味的食物以鼓励孩子"吃饱"。此外，很多家长不知道如何正确地给孩子选择健康的零食，错将含糖量较高的饮料当成乳制品或将甜点当成主食给孩子食用，本以为给孩子提供了健康的食物，却不知不觉养出了一个"小胖子"。

除了家庭环境，不健康的社会食物环境是造成儿童肥胖另一个重要原因。孩子们在小卖部、路边摊、奶茶店消费时，往往远离家长、老师的监督，拥有更多的自主选择权，食物的选择或是对摄食量的控制往往是本能驱使的，他们难以控制对高油脂、高糖等高热量食物的渴望，各种各样的零食比如炸鸡、炸薯片、炸薯条、甜点、含糖饮料等，再加上食品生产商、销售商利用食品包装、商业广告和促销手段，使缺乏营养知识的孩子过多消费这些高脂、高糖、高盐的食品，导致孩子肥胖的风险增加。此外，因赶时髦及环境舒适，一些洋快餐店成为学生们聚会、做作业和复习功课的场所，在这样的环境中，孩子们更容易不知不觉间摄入过多的高热量的食物。

（三）不良的饮食行为

儿童时期是学习营养知识、养成健康生活方式、提高营养健康素养的关键时期，而不健康的饮食行为不仅会造成儿童青少年肥胖的关键因素，更是可能影响孩子长大后乃至一生健康的行为习惯。常见的不良饮食习惯主要包括不吃早餐或早餐质量差、经常在外就餐或吃西式快餐、经常喝含糖饮料，吃饭的时候看电视或玩游戏、偏食挑食或暴饮暴食等。

1. 不吃早餐或早餐质量差　一顿丰盛营养的早餐是美好的一天的正确打开方式，而不吃早餐、食物种类单一是儿童肥胖的罪魁祸首之一。不吃早餐不仅会造成低血糖，使人精神不振严重影响记忆力和认知能力，还有可能影响儿童正常的生长发育，导致免疫力下降，甚至诱发消化系统疾病，不吃早餐还会使孩子由于饥饿感在午餐中进食超量而引起肥胖，研究发现，不吃早餐的儿童超重、肥胖的发生危险是每天吃早餐儿童的 1.75 倍。

2. 经常在外就餐或吃西式快餐　随着生活节奏的加快，在外就餐逐渐成为常见的就餐形式，许多家长可能由于工作繁忙没时间做饭而选择带孩子在外就餐或点外卖，但在外就餐通常油炸食品多，为了刺激顾客食欲而在烹调时重油重盐重糖；还有的孩子喜欢吃西式快餐，西式快餐能量高、脂肪含量高，膳食纤维少，是超重肥胖发生的重要因素之一。

3. 经常喝含糖饮料　含糖饮料往往是孩子们逃不掉的"甜蜜陷阱"。含糖饮料往往热量惊人，而中国居民膳食指南推荐的添加糖的摄入量每人每天不超过 50 g，最好控制在 25 g 以下。除了大家都认识的"含糖饮料"之外，有一些含糖饮料俨然伪装成了"健康食品"的模样，比如乳酸菌饮料、果汁饮料等，很多家长和孩子难以分辨，将他们当成健康的乳制品、果汁等饮品经常食用，无形之中增加了孩子的糖分摄入，饮用含糖饮料已成为儿童肥胖蔓延的直接原因之一。

4. 吃饭的时候看电视或玩游戏　进餐时看电视、打电话和玩游戏等是常见和重要的干扰进餐的因素。孩子在进餐时看电视、打电话和玩游戏会占用了儿童的进餐时间，分散儿童对进食的注意力，导致正餐进食时间摄入较少，反而增加饭后吃零食的比例，明显改变了孩子的饮食结构，能量高而营养价值较低的食物摄入增多。进食时看电视的孩子还会受到电视中零食、饮料等广告引导，出现偏食、挑食，如果边吃饭边看电视或玩游戏，也容易在不知不觉间摄入过多的能量。

此外，经常吃一些不健康的零食或睡前进食，虽然嘴巴得到了享受但却加速了肥胖；挑食偏食会造成饮食结构不合理而导致肥胖；暴饮暴食不仅会因咀嚼不细致而加重胃肠负担，也会因饱腹感的延迟在短时间内摄入大量的食物，引起肥胖。

三、身体活动因素

身体活动是指由于骨骼肌收缩产生的机体能量消耗增加的活动。身体活动时间和强度不足也是导致儿童肥胖的关键原因，诸多社会家庭和心理因素导致了当今儿童青少年运动时间及运动强度不足，只吃不动，剩余的能量转化为脂肪，导致肥胖。

儿童青少年的身体活动包括体育锻炼、课外活动、上下学、家务等消耗能量的各种活动。随着汽车、公交等代步工具逐渐代替步行，手机、电脑、平板电脑等电子产品的普及，学生课业压力增大等原因，孩子们静坐的时间越来越长，课外活动的时间越来越少。因育儿方式的改变，父母及长辈对孩子的溺爱，不让孩子参与家务劳动及其他形式的体力劳动，又担心孩子运动太累，怕孩子运动受伤，导致儿童运动强度严重不足。

目前，学龄儿童学业任务重，除了完成作业外，放学后、周末和节假日要参加各种训练班和补习班，这些都会使孩子基本锻炼的机会减少。并且丰富的电视节目、电子游戏及网络的巨大吸引力和更新速度，吸引儿童几乎将所有的闲暇时间都沉浸在电视、电脑、手机等电子产品上。研究显示，随着看电视时间的增加，儿童超重肥胖率增加，儿童平均每天看电视时间每增加 1 个小时，肥胖的概率增加 1.5%。

运动心理也会直接影响肥胖的发生和发展，运动心理直接影响运动行为。肥胖儿童在运动或活动过程中动作缓慢而受到他人嘲笑或严重肥胖可能造成运动困难，导致肥胖儿童惧怕运动，越不运动越胖，形成恶性循环。

综上所述，尽管遗传因素在儿童肥胖的发生发展中发挥着重要的作用，但短期内基因不会发生很大的变异。近年来，急剧增加的儿童肥胖主要是由于家庭社会环境的快速改变导致的饮食不合理和身体活动严重不足。因此，儿童肥胖的预防和控制需要改善导致肥胖的家庭社会环境、儿童饮食和生活行为习惯等，需要家庭、学校、卫生机构、社会组织的共同参与和努力。

（李艳艳　熊静帆）

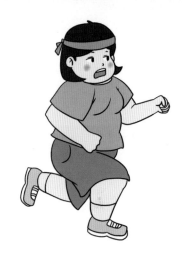

第二章

认识儿童肥胖

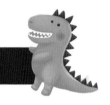

 # 第一节　抓住三个关键时期

　　随着人们生活水平的不断提高，我国儿童的肥胖率逐年上升。众所周知，肥胖主要是由营养过剩、运动不足等原因引起体内脂肪堆积而导致的一种疾病状态。然而生活中，我们常常会碰到这样的困惑：明明吃得少，为什么还瘦不下来？同样是减肥，为什么很容易反弹？这些奇怪问题的背后，隐藏着怎样的奥秘呢？

一、不同年龄儿童的肥胖是否存在差异

　　我们知道，导致肥胖的因素多种多样，但是任何原因导致的肥胖，最终均表现为脂肪组织的堆积，人体的肥胖程度由脂肪细胞的大小和数量所决定。儿童在任何年龄都可能出现肥胖，有趣的是，脂肪细胞数量的增加主要发生在三个敏感时期，包括生命早期（出生前3个月至生后第1年）、学龄前期（3～6岁）和青春期（11～13岁）。

　　那么，儿童肥胖的这三个关键时期到底特殊在什么地方呢？

　　人体的脂肪组织主要是由富含甘油三酯等成分的脂肪细胞所构成，脂肪细胞像气球一样充满"弹性"，可以根据储存物质的多少而膨胀或收缩。当我们"好吃懒做"时（能量摄入超过消耗），富余的

能量就会以甘油三酯的形式储存起来，从而使得脂肪细胞的体积增大。然而，脂肪细胞的体积并不能无限增大，当其增长超过极限时，脂肪细胞的"前身"——"前脂肪细胞"，就会进一步分化为成熟的脂肪细胞。此外，科学家还发现小婴儿体内脂肪比例较高，之后随着年龄增长逐渐下降，到六七岁降到最低值后会再次回弹，这种脂肪比例二次增长的现象称为"脂肪重聚"。脂肪细胞数量的增加、脂肪重聚的过早出现，都会给儿童及成年后的肥胖造成极大的影响。一般而言，成年以后人体脂肪细胞的数量相对恒定，约有300亿个脂肪细胞，而超重或肥胖者体内脂肪细胞数量可超过正常2~3倍。

我们很容易发现，若肥胖发生在儿童时期，特别是脂肪细胞增生活跃的三个敏感时期，即可引起"脂肪细胞增多型肥胖"，而减肥通常只能降低脂肪细胞的大小，却不能减少它的数量，因而治疗比较困难且容易反弹。而对于不在脂肪细胞增生活跃期发生的肥胖，脂肪细胞体积增大而数量基本正常，治疗往往较易奏效（图2-1）。

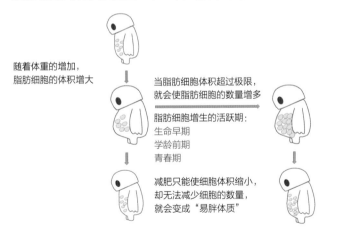

随着体重的增加，
脂肪细胞的体积增大

当脂肪细胞体积超过极限，
就会使脂肪细胞的数量增多

脂肪细胞增生的活跃期：
生命早期
学龄前期
青春期

减肥只能使细胞体积缩小，
却无法减少细胞的数量，
就会变成"易胖体质"

图 2-1　儿童肥胖的三个关键时期：脂肪细胞的"多"和"大"

二、如何抓住防治儿童肥胖的三个关键时期

老人们往往会念叨"小孩胖点好养，不容易生病"，然而，实际情况恰恰相反，肥胖会对儿童的生长发育、心理行为等产生不良的影响。儿童肥胖多表现为脂肪细胞增生型，而且儿童缺乏减肥的动机、自制力，难以持之以恒，这使得儿童肥胖的治疗困难重重。因此，对于儿童肥胖，预防就显得尤为重要，特别是要抓住容易发生肥胖的三个关键时期。

科学家已经发现，儿童肥胖不仅与遗传因素存在一定的关联，而且受到饮食习惯、运动、睡眠习惯、肠道微生态、家庭氛围及社会环境等多种因素的影响。因此，肥胖的预防主要依赖于科学的饮食管理、适当的体力运动等综合措施，达到防止营养过剩、减少脂肪堆积的目标，从而使体重维持在正常范围内（图 2-2）。对于不同年龄段的儿童，肥胖防治的侧重点可能会有所差异。

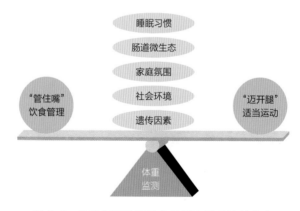

图 2-2 儿童肥胖的相关危险因素及防治的方向

（一）生命早期：预防"巨大儿"的出现，提倡母乳喂养、科学添加辅食

怀孕后很多准妈妈都会面临着孕期体重增加的问题，俗话说"妈妈吃得好，长得胖，宝宝才能跟着补充营养"。如今家庭对孕妇的照料可谓无微不至，母亲孕期增加的体重与胎儿出生体重密切相关，孕期营养过剩容易导致"巨大儿"的出现。而刚出生的宝宝，由于家庭环境的过度呵护，"白白胖胖"的情况越来越常见，小婴儿肥胖主要与喂养方式不科学等因素相关。生命早期是人体生长发育的第一个高峰期，营养需求相对旺盛，身体各系统器官开始迅速发育；然而，生命早期也是脂肪细胞增生的活跃期，养个大胖娃娃不一定都是"福气"，这一过程一旦发生，将很难被逆转，今后出现顽固性肥胖的概率也会大大增加。

因此，生命早期预防儿童肥胖的关键在于防止孕妇营养过剩、预防"巨大儿"的出现，提倡母乳喂养、科学添加辅食，同时保证适当的活动。

首先，孕妇需要定期监测体重，我们要认识到，妊娠期孕妇体重增长并不是一个匀速的过程，前3个月体重增长较快，后几个月体重增长速度放缓，每周增加300～400 g。孕妇在保证营养充足的同时，应注意控制对总能量的摄入，根据体重增长的情况合理安排膳食；同时，我们建议孕期适当参加一些户外活动或体力劳动，如散步、快走、有氧操、轻体力家务等。

对于刚出生的小婴儿来说，母乳喂养是预防儿童肥胖最有效的措施之一。世界卫生组织建议婴儿纯母乳喂养时间至少要6个月，目前的研究发现，母乳喂养的婴儿成年后发生肥胖的风险显著低于人工喂养儿，可能是人工喂养的摄入量和间隔时间等较难把握，容易导致过度喂养。其次，不宜过早地添加辅食，有些家长担心宝宝

吃不饱，生后一两个月便添加大量辅食，如淀粉或脂肪类食品、果汁、糖水等，往往会导致宝宝营养过剩、脂肪堆积。最后，即便是婴儿，我们也鼓励适量的活动，包括被动活动和主动运动，如训练宝宝翻身、爬、站、走等。

（二）学龄前期及青春期：以平衡膳食＋规律运动为主的综合干预

学龄前期及青春期都是预防儿童肥胖的关键时期，我们首先要认识这两个时期儿童正常生长发育的特点。与婴幼儿相比，学龄前期儿童的生长发育速度相对放缓，但仍保持稳步地增长，家长不必过于担心，避免造成儿童饮食过度、营养过剩。而从青春期开始，孩子的生长发育迎来了第二个高峰，身高增长加速、身体肌肉及脂肪组成显著变化，由于各种激素分泌的增加以及机体旺盛代谢的需求，容易导致脂肪细胞的增大和增多，从而引起肥胖的发生。

因此，该年龄段儿童预防肥胖主要强调平衡膳食和规律运动，养成良好的生活习惯。首先，需要保证膳食合理、营养均衡，食物多样化，适当补充含糖量低的水果，避免过多摄入高能量的快餐食品、含糖饮料等。其次，养成规律运动的习惯，培养自己感兴趣、可以长期坚持的体育运动，建议亲子互动式活动，运动必须有一定强度才能达到消耗热量和脂肪的目的。最后，这一时期也是性格、习惯养成的关键时期，孩子们需要培养良好的生活方式，摒弃不良的习惯，如久坐不动、长时间对着电脑或手机、长期熬夜等。

俗话说"少年胖，则可能终身胖"。儿童时期忽视对体重的管理，特别是在脂肪细胞增生活跃的敏感时期，一旦出现体重增长过快、过多，体内脂肪细胞的数量就会显著增多，成年后即有更多的空间储存脂肪，减肥之路坎坷万分且容易又跌回原地，以致成为一个"顽固的胖子"。成长的道路上，心中永远要有一杆秤，体重的监测是控制体重的基石，"管住嘴"和"迈开腿"是防治肥胖最直接、最有效的两种手段。最后，我们提倡，预防肥胖要从娃娃抓起，一旦发现有超重或肥胖的苗头，应及时干预。

（李卓光　苏　喆）

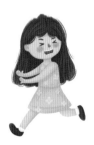

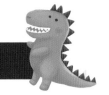

第二节　如何判断儿童肥胖

近年来，儿童和青少年肥胖发病率在全球范围内的迅速增加，已成为严重的社会公众问题。肥胖是能量代谢失去平衡，摄入超过消耗，造成脂肪在体内过度堆积而引起的一种慢性营养性疾病。平时生活中，爸爸妈妈怎么知道自己的孩子胖不胖呢？需要通过以下方法来进行准确评估。

一、标准体重

判断孩子是否肥胖，最直接的就是标准体重法，标准体重是反映和衡量一个人健康状况的重要标志之一。比较粗略的计算方法是：粗略标准体重（kg）= 年龄（岁）× 2 + 8（适用于1岁后至青春前期）。凡是超过标准体重10%者为超重，超过20%者为肥胖，超过50%者为重度肥胖。例如，一个5岁的女孩，标准体重是18 kg，如果体重超过19.8 kg就是超重了，体重超过21.6 kg就是肥胖了。当然这只是一个很粗略的估算，同年龄的孩子身高差异较大，所以理想的标准体重法参考的应该是同身高同性别儿童的体重，而且需要对照国内已有的一些生长曲线表，这样得出来的结果才相对准确。

二、体重指数

全世界范围内，目前最流行的衡量一个人胖或不胖的指标就是体重指数（BODY MASS INDEX，BMI），也就是我们平时所说的 BMI，是用体重数（kg）除以身高的平方（m²）得出的数字。例如，一个 5 岁的女孩，身高 110 cm，体重 18 kg，她的 BMI 是 18÷1.1÷1.1，也就是 14.9 kg/m²。根据 2018 年国家卫健委发布的 WGOC 筛查标准（WS/T 586—2018），当 BMI 介于同年龄、同性别儿童 BMI 标准曲线的第 85 百分位至 95 百分位之间（P85～P95）时认定为超重，当 BMI 超过同年龄、同性别儿童 BMI 标准曲线的第 95 百分位（P95）时认定为肥胖，当 BMI 超过同年龄、同性别 BMI 标准曲线 P95 数值的 20% 认定为重度肥胖（表 2-1）。

表 2-1 中国 2～18 岁儿童超重、肥胖筛查 BMI 界值点

单位：kg/m²

年龄 / 岁	男超重	男肥胖	女超重	女肥胖
2～	17.5	18.9	17.5	18.9
3～	16.8	18.1	16.9	18.3
4～	16.5	17.8	16.7	18.1
5～	16.5	17.9	16.6	18.2
6～	16.8	18.4	16.7	18.4
7～	17.2	19.2	16.9	18.8
8～	17.8	20.1	17.3	19.5
9～	18.5	21.1	17.9	20.4
10～	19.3	22.2	18.7	21.5
11～	20.1	23.2	19.6	22.7

续表

年龄 / 岁	男超重	男肥胖	女超重	女肥胖
12 ~	20.8	24.2	20.5	23.9
13 ~	21.5	25.1	21.4	25.0
14 ~	22.1	25.8	22.2	25.9
15 ~	22.7	26.5	22.8	26.7
16 ~	23.2	27.0	23.3	27.2
17 ~	23.6	27.5	23.7	27.6
18 ~	24.0	28.0	24.0	28.0

值得注意的是，BMI无法反映人体的骨密度、肌肉维度、体脂率等重要因素，指标的误差还是很大的！例如，十分健壮的运动员可能会由于BMI较大被归为超重，但其实他身上几乎没太多脂肪，仅仅是因为肌肉密度比较大而已。

三、腰围和腰臀比

亚洲人群普遍携带一种"节约基因"，这种基因会使多余脂肪沉积在内脏，呈现腹型肥胖，也就是苹果型身材，这类人患各种代谢疾病风险大大增高。

腰围（waist circumference，WC）是一个很好的评估儿童青少年腹部脂肪含量的指标，腹部脂肪含量的过多会增加心血管疾病、糖尿病等疾病的发病风险。我国不同性别、年龄别的儿童青少年腰围第75百分位（P75）和第90百分位（P90）作为儿童青少年心血管疾病、糖尿病等危险开始增加和明显增加的界值点（表2-2）。

表 2-2　3~18 岁儿童青少年腰围的标准

单位：cm

年龄/岁	男生		女生	
	P75	P90	P75	P90
3~	49.4	51.3	49.3	50.5
4~	51.9	54.1	51.4	52.9
5~	53.9	56.4	53.1	54.8
6~	56.0	59.2	54.9	57.0
7~	58.4	63.6	55.8	60.2
8~	60.8	66.8	57.6	62.5
9~	63.4	70.0	59.8	65.1
10~	65.9	73.1	62.2	67.8
11~	68.1	75.6	64.6	70.4
12~	69.8	77.4	66.8	72.6
13~	71.3	78.6	68.5	74.0
14~	72.6	79.6	69.6	74.9
15~	73.8	80.5	70.4	75.5
16~	74.8	81.3	70.9	75.8
17~	75.7	82.1	71.2	76.0
18~	76.8	83.0	71.3	76.1

　　腰臀比（waist-to-hip ratio, WHR）是腰围和臀围的比值，可以反映内脏脂肪的分布情况，亦是判定中心性肥胖的重要指标之一。

WHR 在男性 > 0.9，在女性 > 0.85，即认定为中心性肥胖，又称内脏型肥胖。腰围不达标或腰臀比值低但体重指数 ≥ 28 kg/m² 者，为全身性或周围型肥胖。

四、腰围身高比

腰围身高比（waist-to-height ratio，WHtR）是腰围和身高的比值，是判定中心性肥胖的重要指标之一。一般认为腰高比超过 0.5 即可判定为肥胖。与 BMI 相比，WHtR 在预测健康风险方面更准确，是筛查疾病的一种"通用工具"。而且，控制 WHtR 在合适范围更有助于提高预期寿命。WHtR 切点为：男童 0.48，女童 0.46。

1. WHtR 小于 0.4——辣椒型。恭喜你，你应该不属于肥胖范围，而且体内的脂肪含量也不会超标。唯一需要注意的是，你可能属于偏瘦型人群，体重过轻。如果你常出现手脚冰冷，胃寒等情况，就要考虑通过锻炼和调整饮食适当加强身体脂肪含量。

2. WHtR 介于 0.4 ~ 0.5——鸭梨型。鸭梨型的身体虽然在爱美的女孩子眼里差强人意，但若以体内脂肪做标准，却属于比较健康的身材，他们的脂肪大部分集中在臀部和腿部，对内脏的威胁不大，可以通过规律性的运动来将身体调整到最佳，不用太担心哦。

3. WHtR 介于 0.5 ~ 0.6——冬瓜型。如果你的身材属于中间比较细，而肩背部和臀部比较粗的类型，对于内部脂肪也不用太过担心，但请一定注意防止腰围继续增长，因为它已经处于不健康的边缘地带了！

4. WHtR 大于 0.6——苹果型。苹果漂亮又可爱，苹果型的身材却是最危险的体型，如果你的 WHtR 值已经超过了 0.6，就需要赶紧采取行动了！你的身体可能已经或多或少地处于非健康状态，现在最应该做的，就是去做个全面的体检。

WHtR 对提示心脑血管病及代谢病的价值比 BMI 及单纯 WC 都要好而且更方便。只要有一卷软尺不论单位是英尺还是米，都可以测量，而且计算起来也比 BMI 简单，也没有 BMI 标准的种族、男女、成人小孩等差异。以腰围保持在身高的一半及以下为宜。

五、体脂率

另外，我们也需要注意到，说到减肥的话题，很多人可能会有这样的困惑：明明两人体重一样，体形都差不多，为什么一人看起来气色好，而另一人却饱受慢性病困扰？这就需要提到体脂率对人体的影响了。

体脂率是指人体内脂肪重量在人体总体重中所占的比例，又称体脂百分比，它反映人体内脂肪含量的多少。相同重量的脂肪与肌肉相比，脂肪的体积约是肌肉的 3 倍。因此体重和身高差不多的孩子，体脂率越高的看起来会比较胖。儿童处于生长发育期，其体脂率随年龄增长而存在变化，尤其是对于女童（表 2-3）。

表 2-3　儿童青少年的标准体脂率

年龄 / 岁	男童标准体脂率 /%	女童标准体脂率 /%
8 岁以下	11 ~ 21	11 ~ 21
8 ~	10 ~ 20	12 ~ 22
9 ~	10 ~ 20	13 ~ 23
10 ~	10 ~ 20	14 ~ 24

续表

年龄 / 岁	男童标准体脂率 /%	女童标准体脂率 /%
11 ~	10 ~ 20	15 ~ 25
12 ~	10 ~ 20	16 ~ 26
13 ~	10 ~ 20	17 ~ 27
14 岁以上	10 ~ 20	18 ~ 28

　　体脂率的测量方式有很多，不同的测量方式，结果也不尽相同。其中比较流行的是生物电阻抗分析，主要原理是将身体简单分为导电的体液、肌肉等，以及不导电的脂肪组织，测量时由电极片发出极微小电流经过身体，若脂肪比率高，则所测得的生物电阻较大，反之亦然。

　　不同的肥胖判定指标，可以结合使用综合判定是否为肥胖，比单独使用更具有指导意义，判定的准确程度也会更好。

（郑荣飞　苏　喆）

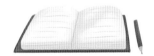

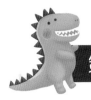

第三节 如何才能管住嘴

儿童青少年肥胖已经成为一个严峻的公共卫生问题备受关注，因此探讨有效干预措施至关重要。

超重和肥胖需要早期干预。饮食干预是减重最重要的部分，要想减重，首先必须得管住嘴。为了获得减重所需要的能量负平衡，热量摄入必须减少。管住嘴控制能量摄入比运动消耗能量要容易很多，比如减少 800 kJ 的含糖饮料摄入，比慢跑半小时消耗同样的热量要容易很多（图 2-3）。但对于儿童来说控制饮食是非常困难的，做好下面几点才能更好地管住嘴。

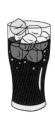 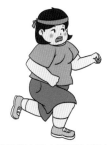

500 ml 某含糖饮料 大约 800 kJ　　慢跑半小时 大约消耗 800 kJ

图 2-3　摄入食物能量和运动消耗能量比较

一、让孩子及家长了解肥胖的危害

很多家长认为胖点是福，胖点身体好，这种观点是不正确的。儿童肥胖不仅会对身体发育造成严重影响，而且也是高血压、高血脂、2型糖尿病、脂肪肝等慢性疾病的重要危险因素。且肥胖容易伴随焦虑、自卑等心理问题。肥胖一旦发生，逆转较为困难，必须引起足够的重视。

二、提高对健康饮食认识

很多肥胖儿童及家长对健康饮食了解很少。不知道每天该吃多少，吃哪些食物好。中国居民膳食指南推荐食物应多样，谷类为主，粗细粮搭配；适量吃鱼、禽、蛋和瘦肉；多吃蔬果、奶类、大豆；少油少盐，控糖；吃动平衡。较高的水果和蔬菜摄入，能在很大程度上降低儿童的BMI。多食用富含膳食纤维的食物，饱腹感好，且有助于血脂正常、葡萄糖代谢和改善肠胃功能。

三、矫正患儿及其家人的不良饮食习惯

（一）避免各类零食

尽量不吃油炸食品、西式快餐、膨化食品、肥肉、甜食、巧克力等高糖、高脂肪食物。儿童肥胖与高热量、高脂肪、高碳水化合物、低纤维食物的消费之间的关系已被多项研究证实。有人减重时不吃主食，却忽略了副食及零食的高能量，不加控制会导致减重失败。

（二）避免添加糖和含糖饮料

减少含糖饮料，选择低升糖指数的食物是有利于减肥的。当糖类摄入过多，过剩的糖类会转变为脂肪。高糖类食物能刺激胰岛素分泌，增强脂肪的合成，抑制脂肪的分解，不利于减肥。

（三）多喝水

有人认为自己喝水会发胖，但事实是相反的，水是没有热量的。人体不能缺水，体内缺水会影响脂肪代谢而起到相反的作用。再者，人体会产生很多废物，若缺乏水分，这些废物难以排出，不但会影响减肥效果，而且还对健康造成威胁。

（四）不要养成随手取食物的习惯

身边不要摆放零食。看电视和玩电子游戏与儿童青少年肥胖的发生具有很强的相关性，因为看电视往往伴随进食行为（糖果等），增加了能量摄入，同时降低了能量消耗。

（五）母乳喂养预防肥胖

婴幼儿是人体内脂肪细胞增生的活跃时期，这个时期终了时有多少脂肪细胞，这辈子就有多少脂肪细胞。母乳喂养儿比非母乳喂养儿发生儿童期肥胖的比率降低22%。

四、提倡健康的生活方式

（一）合理安排餐次

每日早、中、晚三餐，适当加餐水果、少量坚果或无糖酸奶等。这样有助于减少饥饿感。晚餐后不要再吃零食。吃早餐很重要，如果不吃早餐，到中午会产生强烈的饥饿感，且空腹时身体内储存能量的保护功能增强，吃下去的食物容易被吸收。不要跳餐，需要维持血糖平稳。

（二）减慢吃饭速度

饮食过快时，血糖还来不及升高，大脑还来不及做出反应，饭已经吃了不少了。应将食物细嚼慢咽，避免进食过多，可达到减肥的目的。

（三）吃饭时注意力集中

边吃东西边做事，容易在不知不觉中超量进食，同时没有专心品尝，可能饭后还想再吃。

（四）改变进餐顺序

先进食低能量食物，后进食高能量食物，先吃蔬菜，再吃荤菜，最后吃主食。

（五）生活规律，保持好睡眠

婴儿和儿童睡眠时间短与儿童肥胖风险相关，建议培养儿童青少年健康的睡眠模式以减少其发展为肥胖的可能性。

（六）尽量在家里吃饭

外出就餐使儿童暴露在大份额食物环境中的机会增多，对摄入量估计过大。减肥计划在家中更易实施，简便易行，且符合自己的口味。经常在外吃饭，食物总热量摄取较高，且可能缺乏部分微量营养素的摄取。

（七）培养兴趣，多运动，避免静坐时间长，避免长时间使用各类电子产品

儿童早期电子产品使用时间长，其儿童期 BMI 会有升高。2～5岁儿童建议每天电子产品使用时间不超过 1 个小时。分散精力，如多运动、散步等可分散对食物的注意，避免了各种产生食欲的因素刺激。有研究发现，在生活方式干预之后能显著改善心肺功能、低密度脂蛋白和空腹血糖。

五、减重过程中的准备工作

（一）体重秤

每周一至两次清晨空腹排大小便后，穿内衣称量体重，不需要每天称重，总不见效的感觉会影响减肥的信心。

（二）食物秤

简单称重可以对食物的重量有大概的了解，可以更好地执行食谱。一旦熟练后就可以不用再秤，估计就行了。

（三）提供专用的餐盘

盘子大，容易吃得多。可以选择较小的餐盘，称量后放在餐盘的格子里，每餐只吃自己餐盘的食物，这样可以每餐定量进餐，不易超量。单餐大份量、高能量密度进食是肥胖儿童的饮食特征。

（四）一款好用的营养软件

可以精确了解食物所含各种营养素的量，可以方便调整减肥食谱中的食物，而不易导致减肥中的饮食枯燥。

（五）关注几个科学性强的减肥公众号

认真学习科学的减肥知识是减肥成功的理论保证。真正掌握了减肥的知识才能随时随地进行科学减肥。

六、自我监测和他人督促

（一）自我监测：记录减肥日记

每晚回顾当天的饮食量，可以把每天摄入的食物和量输入营养软件，得出自己摄入的能量。如果每天摄入的热量超过营养医师的推荐热量，应尽力在第二天改正。很多父母都觉得相比于其他孩子，自家孩子并没有多吃食物，甚至觉得自家孩子属于喝水都能长胖的体质，其实是他们对摄入的食物没有准确的判断，饮食日记可以帮助发现他们吃的比想象的要多。研究发现那些善于定期自我监管饮食、运动和体重的个体，也通常是减重效果明显的个体。

（二）他人监督：可以跟家人和朋友一起减重

周围的人减重成功也会激励你的信心，将减肥坚持下去。告诉别人你在减肥，不跟大家吃热量高的食物。避免与进食速度快或食量很大的人共餐，否则很容易被带动增加食量。对学龄儿童的研究结果发现，父母和家庭高度参与的生活方式干预，无论短期还是长期效果都比较好。

七、健康的心理、和谐的家庭环境

压抑、焦虑等心理问题可影响儿童食欲和饮食习惯，在肥胖的发生中也起着促进作用。另外，家庭环境气氛是否和谐、父母的精神压力、焦虑等均会影响儿童对食物的态度和饮食习惯。一旦肥胖发生后，孩子往往容易出现孤独、不合群。这些不良的心理行为因素不仅关联着肥胖的发生，也直接影响着肥胖治疗的效果。

"管住嘴"不是什么都不吃，而是在不挨饿的情况下合理选择食物。减肥是长期的过程，保持良好的体重是一辈子的事情，因为肥胖的反弹时刻环绕在你的周围。管住嘴，养成良好的饮食和生活习惯是非常重要的。

（肖海荣　魏菊荣）

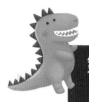

第四节 睡眠习惯对儿童肥胖的影响

近来，儿童肥胖问题引起了社会的广泛关注，并引发了家长们的各种担忧。大家都知道，超重和肥胖会导致很多与健康相关的问题，包括糖尿病和心血管疾病（如高血压和高胆固醇）、睡眠呼吸障碍等，这些本常见于成年人的疾病越来越多地出现在孩子中。

睡眠呼吸障碍是近年来日益受到社会和医学界重视的一个分支。它是一类多病因、发病机制还不十分清楚的疾病，该病是指睡眠过程中频繁发生部分或全部上气道阻塞，扰乱正常通气和睡眠结构而引起的一系列病理生理变化。国外一项流行病学调查显示儿童睡眠呼吸障碍的发病率为1.2%～5.7%，由于对疾病的认识不够往往诊断不足。

特别需要指出的是，对于儿童来说，阻塞性睡眠呼吸暂停综合征（obstructive sleep apnea syndrome, OSAS）对儿童生长发育有特殊意义，包括婴幼儿可能会出现生长发育落后、神经认知缺陷、代谢紊乱、心血管功能异常以及

31

反复呼吸道感染，年长儿则表现为行为异常、学习能力下降、注意力缺陷多动综合征、代谢紊乱、心血管疾病等。从某种程度上说，睡眠呼吸疾病对儿童的危害比成人更大。

一、睡眠对儿童肥胖的影响

虽然我们知道孩子比成年人需要更多的睡眠，但事实是，现在许多孩子每天的事情被安排得太满，经常导致他们睡眠不足。再加上电子产品的"深夜诱惑"，导致很多儿童青少年都没有得到足够的睡眠。发表在《儿科学》杂志上的一项来自美国麻省总医院的研究发现，如果在婴儿期和幼儿期存在持续低于正常的睡眠水平，则更有可能使孩子在 7 岁时患上肥胖症。也就是说，睡不好也会引起孩子发胖（图 2-4）。

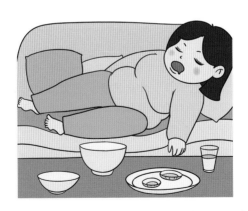

图 2-4　肥胖"三部曲"——肚子、脖子、打呼

通常肥胖先从肚子开始，如果不加以控制，可发展至脖子，甚至导致 OSAS，也就是我们常说的打呼噜。肥胖引起颈部脂肪沉积，压迫气道，引起上气道塌陷。当气流通过狭窄部位时，产生涡流并引起振动，从而出现鼾声，严重时呼吸可能暂时停止（图 2-5）。呼吸暂停时气体不能进入肺部，造成体内缺氧和二氧化碳潴留。如果你的身体因为缺乏正常的睡眠而处于压力之下，你的皮质醇水平就会升高，你的身体就会以脂肪的形式储存能量，而不是有效地利用它们。

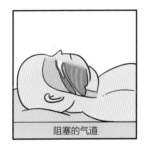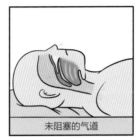

阻塞的气道　　　　　　　　未阻塞的气道

图 2-5　OSAS 与肥胖的关系

大家看明白了吗？左图是肥胖孩子的气道，比右图正常气道明显狭窄了许多。所以肥胖本身会引起气道阻塞不通畅导致睡眠质量下降，而睡眠不好同样会刺激身体发胖。肥胖和 OSAS 是一对不可分割的"难兄难弟"。

二、父母应该怎么做

父母应该在营养、内分泌、消化科医师的协助下减脂。在呼吸科医师指导下行睡眠监测检查了解睡眠模式。

当然父母也需要在孩子很小的时候对他们的睡眠习惯有更多的了解，并在早期鼓励他们养成良好的睡眠习惯。有专家建议家长在假期里给孩子制定一个比较严格的时间表，包括读书、运动和社交等。

三、提高睡眠质量的小贴士

1. 呼吸科睡眠监测检查　到呼吸科睡眠门诊就诊，了解孩子的睡眠问题，到呼吸科病房做一个睡眠监测检查，对孩子的呼吸暂停情况进行评估，以便指导下一步治疗。

2. 持续的睡眠 / 觉醒周期　意味着每天在同一时间睡觉和起床。您慢慢会发现孩子的身体和大脑对规律的睡眠周期都会有积极的响应。

3. 睡前 2~3 个小时内不要运动或进食　睡前吃东西有两个不好的方面：①会打乱孩子的睡眠模式；②由于睡前不能有足够的运动来消耗热量，摄入的热量会以脂肪的形式储存起来。

4. 睡前 2~3 个小时的"无光"刺激　包括关掉电视、电脑、平板电脑和手机。

建议每一位肥胖儿童均行睡眠多导监测检查，评估孩子的呼吸睡眠暂停严重程度，并配合营养科、内分泌科等多学科进行体重管理，共同对孩子进行长期监测治疗，这将是每一个肥胖孩子的福音。

（杨　琴）

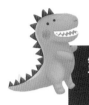

第五节　营造良好的家庭氛围

　　引发孩子肥胖的原因除了遗传因素，更多是可以预防和改变的环境和行为因素，我们可通过营造良好的家庭氛围，促使孩子形成健康的饮食习惯和生活方式。

　　随着当今社会高速发展，人们的生活水平显著提高，家庭的饮食习惯和生活方式也发生了很大改变。"吃得多就是身体棒"等观念导致孩子能量摄入过多、营养不均衡，加之户外活动和运动时间不足，居家静坐时长增加，孩子无法及时消耗能量，这些都增加了儿童肥胖的风险。"父母是孩子的第一任老师"，孩子的健康成长离不开父母的正面引导，因此，家长和孩子都要参与到肥胖防治中来，父母需要通过改善教养方式，建立良好的亲子关系，形成健康的家庭饮食习惯和生活方式，保障每一位家庭成员的健康。

一、更新育儿知识，观念改变行为

目前，科学养育知识在网上和生活中已得到大力普及，很多父母依然容易陷入经验误区，错误的养育观念和做法大行其道。例如，很多家长认为孩子胖嘟嘟的很可爱，当医生提醒孩子已经超重或肥胖的时候，很多家长还是不以为然，认为长大以后还可以通过加大运动来减重。事实上，如果孩子已经发展到儿童肥胖的状态，那就是一种疾病了，缺乏及时科学的有效干预，肥胖会对儿童期乃至成年后的心血管、内分泌、呼吸和消化系统带来危害，还会影响孩子的心理行为及认知发育等。再如，不少家庭都会出于各种原因给婴儿添加各类配方奶粉，喂奶时，总希望把冲调好的奶一滴不剩地都喂给宝宝，非常容易造成摄入量超过宝宝实际需要量。

在我国，"母乳营养不够""有一种饿叫妈妈觉得你饿"等桥段天天都在很多家庭上演，家庭成员不科学的养育观念和行为，成为儿童肥胖的重要影响因素。为了避免此类惯性思维误区产生的不利影响，父母必须要不断学习并更新自己的养育观念。如果家长拥有较高的营养科学素养，掌握正确的营养知识，在为孩子选购食物或者准备饭菜的时候，就能做到科学合理，营养均衡，降低孩子发生肥胖的风险。如果父母对于健康体型以及健康行为有正确的认知，就会更加关注孩子的体型变化，及时调整喂养方式，从而减少儿童肥胖的可能。

二、改善教养方式，亲子和谐沟通

除了养育观念，父母的教养方式也是孩子健康成长的重要影响因素。研究发现，父母采取支持、参与的教养方式越多，儿童肥胖相关行为发生的概率越小，反之，儿童肥胖相关行为发生的概率就越高。究其原因，是父母过度严苛的教养方式，一方面剥夺了孩子的自我调节能力，另一方面也促使孩子通过进食行为来安抚紧张情绪，从而增加了孩子不良行为以及肥胖的发生概率。因此，父母需采取恰当的教养方式，相信每一个孩子都有成长的动力，在尊重和关爱孩子的基础上，提出明确合理的要求，并不断鼓励孩子的积极行为，引导孩子进行自我行为管理，帮助孩子建立规则意识，提升孩子的自我成长动力，进而形成健康的生活方式。

教养方式决定着亲子关系的质量，和谐的亲子关系得益于亲子间的有效沟通，因此，掌握亲子有效沟通的方法和技巧，有助于父母开展家庭教育。亲子沟通中切忌打断、评价、比较。父母要主动关爱孩子，耐心倾听孩子的想法，分析孩子行为背后的合理需求，表达温和而坚定的态度，理解、接纳孩子在成长过程中产生的各种情绪，但对孩子不合理的任性行为做出适当的限制。父母还要重视德智体美劳全面发展，积极创造家庭劳动的机会，及时肯定和鼓励孩子，促进孩子从多方面获得成就感，帮助孩子不断提升自信心和自我管理的能力。通过营造和睦温馨的家庭氛围，使孩子从家庭中获得更多支持与信赖，将有助于降低孩子超重肥胖的发生风险。

三、践行健康生活，注重榜样引领

家庭的饮食习惯和生活方式在孩子的成长发展过程中起着决定性的作用，父母作为子女的效仿榜样，健康的生活方式能够发挥科学的示范、导向、濡染、催化和校正作用，为孩子奠定身心健康的基石。

首先，父母的进食速度、口味咸淡、食物搭配、就餐习惯等都会在潜移默化中影响孩子的饮食习惯的形成，因此，父母少带孩子在外就餐或吃外卖，尽量在家烹调制作食物，多蒸煮、少煎炸，保障荤素搭配，控制油盐糖等调味品的量，保留食物本身的味道，形成健康的家庭饮食方式，给孩子树立正确的榜样。此外，全家人一起吃饭是父母改善儿童饮食摄入结构的重要时机，营造愉快的共同进餐氛围，了解孩子对食物的喜好，给予正确引导，能帮助孩子学会选择健康食物。对于孩子表现出来不喜欢吃的食物，父母可以在用餐时对孩子不喜欢的食物多给积极正面的评价，或者主动表达对这些食物的喜爱，也可以通过变换烹饪方式，激发孩子对食物的兴趣。

其次，父母在日常生活中要注意培养孩子的用餐礼仪，例如使用公筷、不看电视、不接听电话等，帮助儿童养成注重饮食卫生、专注进食的良好用餐习惯。孩子在进餐时看电视、打电话和玩游戏会使儿童对进食的注意力分散，这些干扰因素不仅占用了儿童的进餐时间，还影响身体消化系统的正常运转，尤其是幼小儿童。学龄儿童进餐时看电视会减少正餐食物的摄入，但高热量的零食摄入会增多，改变了孩子的饮食结构，不利于孩子的身体健康。已有研究证实，喜欢进食时看电视的儿童容易发生偏食、过量进食等不良饮食行为。因此，父母务必要在日常生活中，帮助孩子养成良好的用餐习惯。

最后，父母要减少静态行为，养成科学运动的健康习惯。静态行为是指坐或倚靠着，代谢当量小于 $6\ kJ/(kg\cdot h)$ 的行为，如久坐学习、看电视或手机、乘车出行等，诸多研究均表明，静态行为是肥胖的危险因素。父母生活行为习惯对青少年儿童产生最直接，最明显的影响，孩子的静态行为和运动习惯也同样受父母的影响。因此，家长在孩子面前要做好良好的示范和表率作用，减少看电

视、打电话等静态行为，切身参与到体育运动中去，是做好青少年
儿童肥胖防治工作的重中之重。父母要鼓励、观看、主动关心孩子
的体育参与情况，通过积极反馈，提高孩子参与体育锻炼的意愿，
引导孩子养成每天运动的好习惯。

（董　杰）

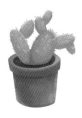

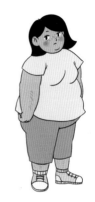

第三章

儿童肥胖的危害

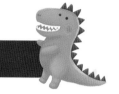

✦ 第一节　儿童肥胖的并发症

　　提到儿童肥胖，又不得不说肥胖的并发症的问题。儿童处在生长发育的阶段，肥胖带来的危害，不仅会对现在的身体造成损害，而且还会伴随孩子的成长，这种危害一直延续到成年期，这也就是我们所说的儿童肥胖的近期和远期并发症（图 3-1）。肥胖的并发症所造成的危害是导致肥胖患者功能丧失和死亡的重要原因。大家所熟知的高血脂、高血糖、高血压就是其主要的并发症。儿童肥胖还有其他的并发症，可能大家不一定熟悉，现就肥胖的并发症和大家系统地聊一聊。

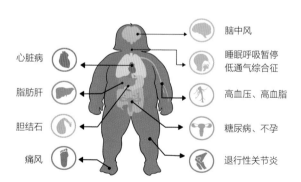

图 3-1　肥胖主要并发症

一、呼吸系统

作为人体的"氧吧"，呼吸系统起着重要作用。由于肥胖儿童颈部、胸廓等部位软组织脂肪沉积，导致上气道解剖结构变窄（图3-2），膈肌和胸廓的运动减弱，最终导致儿童肥胖者出现低通气综合征、阻塞性睡眠呼吸暂停综合征和容易肺部感染、运动耐力下降等并发症。阻塞性睡眠呼吸暂停综合征是一种睡眠过程中出现呼吸暂停的疾病，主要表现为习惯性打鼾（夜间常伴有间断呼吸暂停、打鼾或喘息）、睡眠障碍和白天认知行为异常。而低通气综合征则以安静状态下低氧血症、二氧化碳潴留、肺动脉高压、慢性右心功能衰竭为主要表现的综合征。这两种疾病都会导致机体氧供不足，可引起全身多系统多器官功能损害、认知行为功能障碍（例如儿童多动、注意力不集中、学习能力下降）和日常活动受影响，并且可加重肥胖、糖尿病、高血压、冠心病等发生发展，增加心脑血管意外的发生。

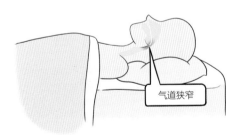

气道狭窄

图 3-2 睡眠呼吸暂停综合征的发生机制

二、心血管系统

　　心脏和血管系统相当于我们人体的发动机和油路系统，长期肥胖对心脏和血管系统也会产生严重不良影响。肥胖的主要并发症包括动脉粥样硬化、高血压、高血压心脏病、冠状动脉粥样硬化性心脏病（简称冠心病）、退行性心肌病、心功能减低等。同时心血管并发症是肥胖个体致残和猝死的危险结局之一。肥胖是高血压的独立危险因素，儿童肥胖至成年40～50岁高血压患病风险增加1倍。同时冠心病等心脏并发症是造成肥胖患者猝死的重要原因，肥胖患者心血管疾病猝死率高达正常人4倍。那么肥胖是如何损害心血管系统的功能呢？一是通过肥胖本身的各种机制直接损害心脏和血管系统；二是通过高血压、高脂血症、糖尿病等一起攻破人体心脏和血管系统防线（图3-3），从而影响其功能。因此儿童肥胖是以后高血压、高血压心脏病、冠心病等疾病的"后备军"。

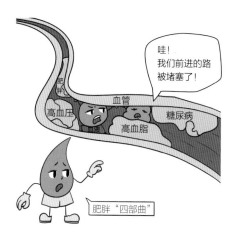

图3-3　肥胖症、高血脂、糖尿病、高血压对血管系统的影响

三、神经系统

神经系统是我们人体的司令部，统管全身脏器的功能和协调。儿童肥胖引起呼吸系统异常导致脑细胞处在慢性缺氧情况，这种情况会导致神经系统反应迟钝、认知行为异常。同时肥胖联合高血糖、高血脂、高血压等会损害脑血管功能，加之儿童肥胖者运动能力下降，血液黏度增高等作为帮凶，最终引起脑血管意外也就是脑卒中（也就是脑出血、脑梗死）的发生（图3-4）。而脑卒中是导致肥胖症个体致残和猝死的另一个危险结局。

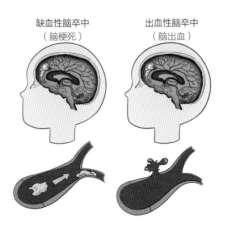

缺血性脑卒中
（脑梗死）

出血性脑卒中
（脑出血）

图 3-4 脑卒中的类型和发病模式图

四、骨骼系统

骨骼系统是我们人体的支撑结构。由于肥胖骨骼长期负担过重，加之儿童期骨骼还在生长过程，骨骼硬度不大，因此肥胖儿童会出现膝内翻或膝外翻（图 3-5）、扁平足、髋关节内翻、股骨头缺血坏死、腰椎间盘突出等并发症。同时还可以导致肥胖儿童骨龄提前老化，进而影响孩子身高增长。

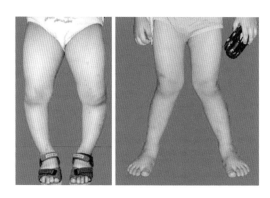

图 3-5　膝外翻和膝内翻

五、生殖系统

儿童肥胖由于大量的脂肪堆积会增加雌激素向雄激素的转化，同时还会改变雌激素转化的途径，从而导致女性高雄激素血症、月经紊乱、多囊卵巢综合征（图 3-6）甚至不育不孕，而在男性可能造成男性乳房发育、隐匿性阴茎或者小阴茎甚至不育。同时肥胖还会引起儿童青春期发育异常，对女孩来说多见青春期发育提前，对男孩来说可导致青春期发育提前或延迟。

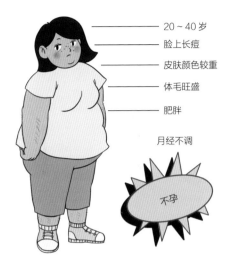

图 3-6 多囊卵巢综合征的临床表现

六、消化系统

儿童肥胖在消化系统的并发症脂肪肝，大家都非常熟悉，但实际上它的正确称呼是非酒精性脂肪肝，它指的是在没有饮酒、遗传、药物等原因引起的儿童继发性肝脏脂肪积聚，通过影像学（超声、CT 或 MRI）或组织学被证实肝脏存在脂肪变性。肥胖儿童青少年中非酒精性脂肪肝发生率为 38%~46%。非酒精性脂肪肝能致使肝功能慢性损伤即非酒精性脂肪肝炎，最终严重者会出现脂肪性肝硬化，导致肝功能衰竭，少数还会恶变为肝癌，因此它也被称为儿童肝脏的"隐形杀手"（图 3-7）。同时儿童肥胖在消化系统还可有胆石症、胃食管反流等并发症。

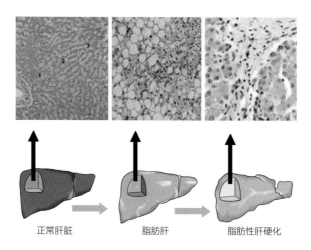

正常肝脏　　　　脂肪肝　　　　脂肪性肝硬化

图 3-7　非酒精性脂肪肝演变

七、糖代谢异常

儿童肥胖症的糖代谢异常是指空腹血糖受损、糖耐量受损或者 2 型糖尿病。由于肥胖儿童大量的脂肪堆积，胰岛素敏感性降低，出现胰岛素抵抗，从而导致机体降血糖机制逐步失灵，最终出现血糖异常（图 3-8）。早期多为空腹血糖受损（空腹血糖在 5.6 ~ 6.9 mmol/L，餐后血糖正常）和 / 或糖耐量受损（口服糖耐量试验 2 小时血糖在 7.8 ~ 11.0 mmo/L），这两种情况也称为糖尿病前期，若继续加重则最终发展为 2 型糖尿病（空腹血糖 ≥ 7 mmol/L，餐后或者随机血糖 ≥ 11.1 mmol/L），而 2 型糖尿病一旦出现可能需要胰岛素终身治疗。肥胖儿童的糖代谢异常会加速心血管疾病、血脂异常等并发症的发展，因此肥胖、高血脂、糖尿病和高血压被称为肥胖"四部曲"。

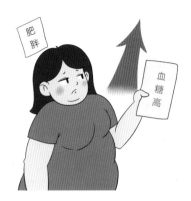

图 3-8 肥胖与血糖异常

八、血脂异常

肥胖儿童体内脂肪大量堆积，会直接影响血脂的正常代谢，肥胖与脂代谢异常有非常密切的关系。血脂是血浆中中性脂肪（甘油三酯、胆固醇）和类脂（磷酸、糖脂等）的总称。其中胆固醇又可分为高密度脂蛋白（high density lipoprotein，HDL）胆固醇、低密度脂蛋白（low density lipoprotein，LDL）胆固醇、极低密度脂蛋白（very low-density lipoprotein，VLDL）胆固醇，LDL 和 VLDL 对人体都是有害的，而 HDL 是有益的（图 3-9）。任何一种脂类高过正常范围就考虑血脂异常。肥胖者最常见的血脂异常包括高胆固醇血症、高甘油三酯血症、LDL、VLDL 异常增高以及 HDL 的降低。此外除了血脂异常，肥胖儿童还存在内脏脂肪的堆积，例如上面所说非酒精性脂肪肝。而血脂异常对肥胖心血管并发症、糖代谢异常等又具有推波助澜的坏作用，因此造成一个恶性循环，进一步加速肥胖儿童机体损伤。

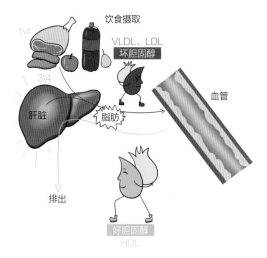

图 3-9　胆固醇作用

九、肿瘤风险

提到肥胖和肿瘤的关系，很多家长可能不能理解。由于肥胖儿童血糖和血脂的异常、机体抵抗力下降、内分泌功能紊乱，均可能导致肥胖症肿瘤患病率增高。对于女性肥胖症来说，卵巢癌、子宫内膜癌、膀胱癌、乳腺癌患病风险升高；对男性肥胖症来说，前列腺癌患病率增高。对所有肥胖症者来说肝癌和直肠癌的患病风险也远远高于正常。

十、泌尿系统

肾脏是我们人体的排污管和水盐代谢的终末器官，负责我们身体代谢废物（尿酸等）排泄和水、电解质的平衡，其中由肾小球和肾小管组成的肾单位起最主要的作用。儿童肥胖长期发展所伴发的高脂血症、糖尿病等会逐渐侵袭肾小球的毛细血管和肾小管，从而造成肾小球或者肾小管功能受损，表现为蛋白尿、肾功能不全等。同时肥胖症还会合并高尿酸血症，导致泌尿系结石等发生，当然高尿酸血症还会导致痛风、关节疼痛等情况。

十一、心理问题

肥胖除了会引起躯体疾病外，还会引起心理问题。肥胖儿童容易出现抑郁、自卑、焦虑等，长期恶性循环会导致社交困难和社会退缩，对学业和生活工作会产生不同程度的影响。

综上所述，儿童肥胖的并发症涉及全身多个脏器和系统，产生的不良影响可涉及终身，其严重程度甚至可以致残致死，因此儿童肥胖需要重视，及时发现和治疗，避免并发症出现是当务之急。

（赵　岫　苏　喆）

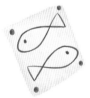

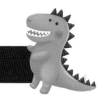

✦ 第二节　儿童高血压

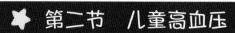

高血压，在代谢综合征（高血压、高血糖、高血脂为主要表现）高发的当今大家都不陌生，这不是中老年人的专利吗？答案其实是大大的"不"！近年来，在儿童超重肥胖的发生率逐年增加的情况下，超重肥胖儿童的高血压发病率越来越高。儿童期高血压常常是肥胖惹的"祸"。据统计，超重及肥胖儿童发生高血压的风险分别是正常体重儿童的3.3倍和3.9倍。儿童长期血压升高不仅可继发心脏、肾脏等器官损害，同时会增加成年后患心血管疾病的风险，有70%的肥胖儿童和40%的高血压儿童成为成年心血管病高危人群。因此，超重肥胖患儿应该重视血压监测，做到早期发现及早期干预高血压。

一、超重肥胖患儿做好早期发现高血压

3岁以上儿童，尤其是超重肥胖患儿在医疗机构就诊时应常规测量血压。

正确的血压测量是发现高血压的关键。测量血压首选的方法是

用标准的临床血压计（水银柱血压计），以听诊的方法进行测量。具体方法：将钟式听诊器胸件放在肘窝近端中间、肱动脉搏动上，袖带底端边缘以下（肘窝上 2 cm）。测量前应避免刺激性药物或食物，静坐 5 分钟以上，尽量采取坐位，测量右上肢血压，保证右上肢得到支撑且肘部与心脏同一水平。袖带的正确选择对于血压的准确测量很重要，儿童患者应选取儿童专用的测血压袖带。通常根据被测儿童的上臂大小选择合适的袖带：袖带充气囊宽度是上臂长度的 40%～50%，长度应为上臂周长的 80%～100%，气囊宽度与长度的比值大约是 1∶2。近年来，各大医疗机构也采用认证的上臂式医用电子血压计测量。

血压水平并不稳定，通常在静息状态下也有波动。血压判定需要至少 3 个时点的测量结果，每两个时点的间隔时间 ≥ 2 周；为减少误判，每个时点需测量 3 次血压（间隔 1～2 分钟），取后两次读数的平均值或较低值记录。对于血压水平的准确描述是几周、几个月、多次血压测量的平均值。

二、儿童高血压的诊断标准

1. 目前，儿童高血压尚缺乏统一的标准，多采用 2004 年美国国家高血压教育项目儿童青少年工作组对儿童高血压的定义：3 次或 3 次以上平均收缩压和 / 或舒张压大于等于同性别、年龄和身高儿童血压的第 95 百分位。

2. 采用百分位法，根据 2017 年中国 3～17 岁儿童性别、年龄别和身高别血压参照标准，将儿童高血压分为前期、1 级和 2 级。

（1）高血压前期或"正常高值血压"：连续 3 个不同时点收缩压 / 舒张压介于同年龄、同性别、同身高儿童血压的第 90 百分位至第 95 百分位之间，或收缩压 / 舒张压 ≥ 120/80 mmHg。

（2）1 级高血压：连续 3 个不同时点收缩压 / 舒张压介于同年龄、同性别、同身高儿童血压的第 95 百分位至第 99 百分位加 5 mmHg 之间。

（3）2 级高血压：连续 3 个不同时点收缩压 / 舒张压大于同年龄、同性别、同身高儿童血压的第 99 百分位加 5 mmHg。

3. 注意排除"假性高血压" 白大衣高血压是指患儿在诊室或者医院等医疗机构测量的血压大于第 95 百分位，而在医疗机构之外平均血压小于第 90 百分位。动态血压监测可避免情绪紧张等多种因素对于血压测量的影响，常常被用来确定诊断。

三、超重肥胖患儿做好早期干预高血压

儿童高血压以非药物治疗（健康生活方式）为主，非药物治疗是干预的基础，适用于各级高血压。药物治疗主要用于非药物治疗基础上效果不佳的高血压 1 级和高血压 2 级。主要介绍常见的非药物治疗手段。

减重是肥胖相关性高血压最基本的治疗手段。规律的体育活动和避免长时间坐位可控制体质量。定期进行体育活动对于心血管系统很有好处，推荐规律的有氧体育活动，如每天 30 ~ 60 分钟中等强度的体育活动。鼓励自我检测静坐时间，包括看电视录像、玩电脑游戏等，将静坐时间限制在每天 2 个小时以内。规律体育活动和限制静坐时间可预防肥胖、高血压和其他心血管疾病的发生。

适宜的饮食调整包括：减少含糖饮料和高能量零食的摄入，增加新鲜水果、蔬菜、纤维素和不饱和脂肪酸的摄入，低盐饮食，推

荐包括健康早餐在内的规律饮食。研究结果发现，婴儿期盐的摄取量可以影响青少年期的血压。推荐每天盐的摄入量为 4～8 岁儿童 1.2 g/d，8 岁以上儿童 1.5 g/d。

（李博宁）

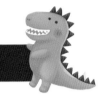

第三节 儿童糖尿病

近年，随着生活水平提高、体力活动减少和健康意识的滞后，"小胖墩"已经随处可见。"小胖墩、大能量"并不能给生活带来甜蜜，相反，却会让我们的身体处于高糖状态——糖代谢异常。儿童肥胖症的糖代谢异常包括空腹血糖受损、糖耐量异常和 2 型糖尿病。研究数据显示，肥胖儿童成年后发生 2 型糖尿病的风险是正常体重儿童的 2.7 倍；儿童期至成年期持续肥胖的人群发生 2 型糖尿病的风险是体重持续正常人群的 4.3 倍。肥胖和 2 型糖尿病都属于代谢性疾病，与二者的发生密切相关。

一、肥胖与 2 型糖尿病的关系

胰岛素是人体内最主要的降血糖激素。正常情况下，人在进食后将大量的糖分吸收入血液，并通过血液循环运往全身各处。这时，在"钥匙"胰岛素的帮助下，血糖不仅能被我们的身体利用，同时还能被维持在一个稳定的范围内（图 3-10）。然而，当我们的身体发生肥胖时，胰岛素这把"钥匙"就失灵了，身体里过多的脂

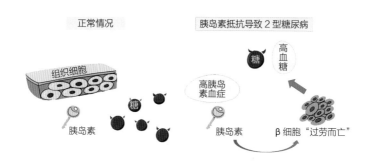

正常情况　　　　　　　胰岛素抵抗导致 2 型糖尿病

图 3-10　2 型糖尿病的发生过程

肪细胞对胰岛素不敏感（胰岛素抵抗）。为了克服胰岛素抵抗，"工厂"胰腺需要分泌比正常值高出 5 ~ 10 倍的胰岛素，从而造成肥胖者血胰岛素水平远远高于体重正常人，这就是所谓的"高胰岛素血症"。肥胖早期，我们的身体还可以通过高胰岛素血症来勉强维持血糖正常。但随着肥胖持续存在，随后胰腺可能过度工作，其合成胰岛素的功能逐渐衰竭，分泌的胰岛素无法再将血糖降至正常范围，从而导致临床糖尿病的发生。从身体出现肥胖开始到继发 2 型糖尿病，这个过程可能是几年到几十年不等。

随着肥胖儿童越来越多，2 型糖尿病的发生也逐渐低龄化，最小可发生在 3 岁。2 型糖尿病与儿童肥胖严重程度、肥胖持续时间和脂肪分布有关。在体重正常人群中，糖尿病发病率仅为 0.7%；体重超过正常值 20%，糖尿病发病率为 2%；体重超过正常值 50%，其发病率可高达 10%。中度肥胖者的糖尿病发病率约增加 4 倍，而极度肥胖者则增加 30 倍。长期持续肥胖者，糖尿病发病率明显增高，可高达普通人群的 4 倍之多。腹部型肥胖者患糖尿病的危险性远远大于臀部型肥胖者，腰围 / 臀围的比值与糖尿病的发病率成正比关系。

二、肥胖儿童合并 2 型糖尿病的危害

临床工作中,我们发现儿童肥胖本身就是多种代谢紊乱的独立危险因素,如高血压、高血脂、高尿酸血症、非酒精性脂肪肝等。当继发糖代谢异常,尤其 2 型糖尿病后,不仅会加重已存在的肥胖合并症,还可能在成年早期就患上与糖尿病相关的严重并发症。2 型糖尿病的并发症包括微血管并发症和大血管并发症(图 3-11),如糖尿病肾病、高血压、脂代谢异常、视网膜病变、神经病变、非酒精性脂肪肝病和多囊卵巢综合征等。所有这些并发症的发生,均会导致预期寿命缩短。因此,一旦 2 型糖尿病得到确诊,需要及时进行相关并发症的评估。

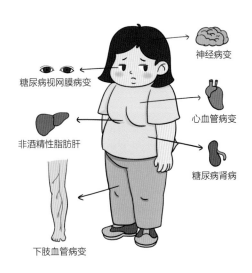

神经病变

糖尿病视网膜病变

心血管病变

非酒精性脂肪肝

糖尿病肾病

下肢血管病变

图 3-11 2 型糖尿病的并发症

此外，儿童青少年肥胖和 2 型糖尿病可能增加患抑郁、饮食障碍和生活质量下降等心理问题的风险。研究发现，患有 2 型糖尿病的男孩明显抑郁的概率是患有 1 型糖尿病男孩的 3.5 倍。

三、肥胖儿童合并 2 型糖尿病的诊断

当您感知到孩子已经发生很明显的肥胖时，不要犹豫，请赶紧带您的孩子去医院内分泌科进行专业的评估。评估内容主要包括以下方面：

1. 肥胖的诊断　医生通过孩子的身高、体重、BMI 进行肥胖及肥胖程度的判定。通过腰围 / 身高比值区分中心性肥胖及外周性肥胖。

2. 糖尿病的诊断　糖尿病的诊断是基于空腹血糖和 / 或糖耐量试验后 2 小时血糖水平来确定的。正常的空腹血糖值小于 5.6 mmol/L，糖耐量试验后 2 小时血糖值小于 7.8 mmol/L。根据空腹血糖和 / 或糖耐量试验后 2 小时血糖水平可诊断糖尿病前期或 2 型糖尿病。

四、肥胖儿童合并 2 型糖尿病的防治

糖尿病现在还无根治办法，但在一定程度上却是可以预防的。具体方法包括饮食、运动、药物等综合治疗。

（一）合理饮食

合理的饮食是儿童肥胖与 2 型糖尿病预防和治疗的基本方法。合理饮食的原则是营养均衡、食物品种多样化、科学计算总热量、结构合理、高纤维素、低盐、禁酒及禁甜食等。对于肥胖 2 型糖尿

病儿童，推荐摄入总能量按照 100 ~ 120 kJ/（kg·d）计算，再根据患儿身高、体重、性别、年龄、活动量、应激状况等调整为个体能量标准。均衡营养包括蛋白质摄入量占总能量 15% ~ 20%、脂肪占总量 30% 以下、碳水化合物占总能量 45% ~ 60%。其中，碳水化合物要注意食物品种的选择，不能单纯降低谷类主食量，以避免低血糖或酮症的发生。推荐增加低血糖指数（glycemic index，GI）食物的比例。不建议超重或肥胖儿童长期食用高蛋白质膳食，乳清蛋白有助于促进胰岛素分泌、改善糖代谢和短期内减轻体重。推荐不饱和脂肪酸的摄入。保证丰富的维生素、矿物质和膳食纤维摄入。

（二）运动疗法

运动疗法是儿童肥胖及糖尿病防治的重要措施。运动可增加脂肪分解，增加胰岛素受体数目，提高胰岛素敏感性，减轻糖尿病的症状。长期坚持适量运动，具有良好预防肥胖、减肥的作用。运动以中等强度为主，坚持循序渐进的原则，避免高强度、高对抗性运动。运动前、后监测血糖以预防低血糖，关键是自我监测与医师指导。如运动前血糖 < 4.2 mmol/L 或有低血糖反应，应减少降糖药物的使用剂量。2 型糖尿病合并肥胖儿童，运动时应注意预防关节疼痛和不适。

（三）药物干预

目前，世界上大多数地区批准用于儿童 2 型糖尿病的药物是二甲双胍和胰岛素。在为肥胖的糖尿病儿童制定药物治疗方案时，需要重点关注儿童的体重、血糖水平、并发症及胰岛素功能情况。90% 的 2 型糖尿病儿童在起始治疗时单用二甲双胍即可控制病情，但随着病情进展，大多数患儿最终都需要依靠胰岛素治疗。

肥胖儿童预防糖尿病要从减肥开始。千万不要因为得了糖尿病前期而垂头丧气，即使你已经得了糖尿病，同样需要及时调整或改变自己的生活习惯，如控制体重、加强锻炼、采用科学的饮食结构等（图3-12）。

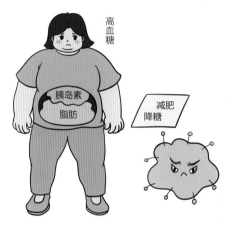

图 3-12　减肥降糖

（郑荣飞　苏　喆）

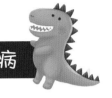

第四节 儿童肌肉骨骼相关疾病

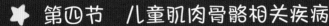

肥胖不仅影响儿童青少年的正常生长发育，还会对心血管系统、内分泌系统、呼吸系统、消化系统、骨骼系统和心理智力等都造成严重的危害，本文从结构、功能和损伤来讲述肥胖对儿童骨关节系统影响。

一、肥胖儿童肌肉骨骼的变化

儿童肥胖与部分骨科疾病的关系已经被证实。与正常体重的同龄人相比，肥胖儿童肌肉骨骼损伤的风险增加，下肢损伤和疼痛的发生率更高。这里，主要讲述肥胖儿童下肢骨关节的变化。

（一）肥胖对髋关节的影响

肥胖儿童在步行时髋关节负重增加，体重与髋关节压缩和垂直剪切接触力有很强的正相关关系。在相同的步行速度下，肥胖儿童有更大的压缩和剪切接触力、负荷率，髋关节受伤风险也高。施加负荷的方向与儿童肥胖相关的髋关节骨科疾病的发病机制相一致，如：在股骨头骨骺滑脱的情况下，剪切力方向（下、后）与股骨头滑脱的方向一致。在髋关节，肥胖儿童行走时髋部更大的压力和剪切力会增加他们患髋关节骨科疾病的风险。儿童肥胖症与髋关节疼痛、股骨颈前倾角减小、股骨头骨骺滑脱呈正相关，这是儿童最常见的髋关节疾病。

（二）肥胖对膝关节的影响

肥胖导致的关节退行性改变最常见的部位是膝关节内侧。在日常活动中，如步行和上楼梯时，膝关节内侧需承受 60%～80% 的压力负荷，无论是膝内翻还外翻，都会影响膝关节的负荷。膝内翻程度每增加 4%～6%，会使内侧负荷增加 20%，从而引起疼痛和不适。与正常体重的儿童相比，超重肥胖儿童的疼痛发生率明显升高，膝外翻的发生率也更高（2% vs 24.2%）。此外，超重还可能引发早期的膝关节骨性关节炎。

（三）肥胖对踝关节的影响

体重正常儿童在立位、正常行走和跑步过程中，其足底承受的压力分别为 0.5 倍、1.2 倍和 2～3 倍体重。肥胖儿童由于足部过重负荷而影响足底压力分布和行走稳定性，其中足需承受 1.48～3.49 倍体重负荷。肥胖儿童扁平足的发生率为 23.9%，显著高于正常体重儿童。超重和肥胖儿童足底压力增加与儿童的活动水平相关：体重的增加导致足部的负荷过多，足底压力大降低了肥胖儿童的活动水平。肥胖儿童的中足区域受足底压力影响最大，更容易过度使用致下肢损伤。儿童处于生长发育期，足部负荷高更容易引起足部形态的改变，导致足部不适和畸形。肥胖导致的足部功能改变和足部疼痛，影响行动能力和生活质量，并增加受伤的风险。

肥胖儿童随着体重的增加，骨骼和关节承受更大的负荷，而且肥胖儿童活动水平低，使骨密度降低，导致关节生物力学和功能的改变；引起骨关节错位，甚至发展成骨关节畸形，如：扁平足、膝外翻等。这些会引起下肢关节病理学改变和疼痛，导致活动进一步减少，并加快成年后体重增加的速度。在运动过程中，过量的体重和下肢骨骼的错位会导致关节应力增加和关节软骨损伤，从而增加骨关节炎或其他退行性关节疾病的风险。

二、肥胖对儿童运动功能、步态模式和姿势平衡的影响

肥胖儿童常伴有肌肉骨骼不适、活动障碍和下肢关节错位，这些对运动能力产生负面影响，包括步态和姿势平衡等。

（一）肥胖对运动功能影响

肥胖儿童起立行走时间、跳跃和单脚站立测试分数低于正常体重的同龄儿童，而这些平衡能力的下降会增加跌倒和受伤的风险。此外，肥胖儿童的下肢关节活动度（range of motion，ROM）低于正常体重儿童，而ROM值降低则会限制肥胖儿童的活动能力。肥胖儿童平衡测试分数、情绪功能评分和ROM值的降低均与BMI的增加相关。体重增加、BMI增大，肌肉组织相对减少，肌肉力量弱，使得肥胖儿童身体功能减退和肌肉骨骼损伤，从而行走和跑步能力下降，在体能测试中的整体表现不佳。肥胖儿童减重后，其肌肉力量增强，下肢疼痛和不适减轻，身体活动水平增加，从而使得肥胖儿童的体质得到改善。

（二）肥胖对步态模式影响

在步行中，肥胖儿童常常通过调整步态模式来对抗身体重力和保持姿势稳定。因此，肥胖儿童的步态模式不同于正常体重儿童。研究数据显示，肥胖儿童的步态模式表现为步幅长、步距宽、单肢支撑时间短、双肢支撑时间长、摆动时间短和步行速度慢。这种步态模式调整是以减少代谢消耗和机械做功为代价，从而降低身体的能量消耗。

（三）肥胖对姿势平衡的影响

保持稳定的姿势对于许多日常活动以及预防伤害都是必不可少的。姿势平衡是指在任何姿势或活动中达到、维持或恢复平衡状态的行为。在儿童中，有几个因素可能会影响姿势平衡，包括年龄、性别和健康水平。与正常体重儿童相比，肥胖儿童的姿势稳定性低、摇摆面积大及平衡能力下降。为保持姿势平衡，他们往往会做高频率的双臂摇摆运动。肥胖儿童的肌肉不能对较大的位移做出足够迅速的反应，因而更容易表现出笨拙、协调困难和运动能力下降。肥胖儿童过度的足部压力可能会降低足底皮肤感觉敏感性，使得对协调位置和保持平衡的感觉反馈减少，影响姿势的平衡，受伤的风险增加。肥胖儿童姿势平衡不良可能与跌倒次数增加和骨折风险增加有关。

三、肥胖儿童骨关节损伤和疼痛问题

肥胖会引起肌肉骨骼损伤风险增加，特别是骨折、扭伤、劳损和疼痛，这些风险随 BMI 增大而逐步增加。与正常体重儿童相比，肥胖儿童下肢脱位的风险更大，但该风险并未随 BMI 增大而进一步增加。中度肥胖儿童的下肢损伤比正常体重儿童多 25%，极度肥胖儿童的下肢损伤则多 35%，肥胖与下肢损伤的关系最为密切。超重儿童骨折的风险是正常体重儿童的 4.5 倍，肥胖儿童的骨折风险是非肥胖儿童的 1.7 倍。由于肥胖儿童平衡能力差、日常生活中发生摔倒概率高以及摔倒时用力更大，这些均会增加他们的骨折风险。此外，低骨密度和骨量累积不足也是导致他们骨折风险更高的因素之一。

大多数超重肥胖儿童都会出现肌肉骨骼疼痛，尤其是背部、臀、膝和足部，且疼痛发生率明显高于 BMI 正常儿童。体重每增加 10 kg，关节疼痛的概率就增加 10%；BMI 每增加 1 kg/m²，关节疼痛的概率就增加 3%。伴有慢性肌肉骨骼疼痛的肥胖儿童，其患焦虑和抑郁情绪的概率增加，从而降低活动参与的积极性；而活动的减少可能会进一步增加肥胖儿童的体重，陷入恶性循环中。

此外，当肥胖儿童发生骨折时，其并发症的发生率更高，包括压疮、深静脉血栓形成、再骨折、伤口感染和伤口裂开等。

四、小结

肥胖儿童下肢的负重增加、关节骨骼错位、骨密度降低、步态模式缺陷、姿势控制不足等，这些均会导致骨关节结构损伤和疼痛的增加，对运动和生活质量造成不良影响。肥胖相关的残疾部分与退行性骨关节炎、软骨破坏以及肌肉骨骼疼痛有关。如果儿童期体重不能得到很好控制，等到成年后，这些骨关节改变可能会导致残疾的发生。

减轻肥胖对骨关节的不良影响，其关键点是减重。体重管理需要多学科合作，运动锻炼是控制体重的重要方法之一，且越早干预效果越好。肥胖儿童不太可能参加剧烈的体育活动，这可能是超重的原因，也可能是超重的结果。某些程度的肌肉骨骼损伤需要一定制动时间来恢复，这些将成为我们进行运动的阻碍。相反，一些儿童可能在活动过程中受伤，而继续进行运动的获益大于受伤的风险。因此，如何避免锻炼引起的二次损伤，肌肉骨骼评估非常重要，任何运动方案都应仔细设计，以增强肌肉力量，改善他们的步态模式和姿势平衡，并降低他们跌倒的风险。

（王玉娟　曹建国）

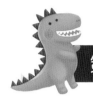

第五节 儿童肾脏相关疾病

"医生，我的宝宝是因为肥胖就诊，为什么要查尿常规？"相信很多家长都有这样的疑惑。

随着生活水平提高，儿童肥胖的发生率出现明显上升的趋势，同时家长逐渐重视肥胖所带来的危害，如糖尿病、高血压、高血脂、冠心病、睡眠呼吸暂停综合征等各个方面，而由肥胖引起的肾脏疾病，大部分家长尚有些陌生。殊不知肥胖是肾脏损伤的"隐匿杀手"，不知情时很难发现其对肾脏的损伤，可能仅表现出泡沫尿，甚至少数患者已进展为终末期肾病都无明显异常表现，因此，关注肥胖与肾脏的联系，重视肥胖的预防与治疗刻不容缓。

一、肥胖相关性肾病

肥胖引起的肾脏病称为肥胖相关性肾病（obesity-related glomerulopathy，ORG），起病相对隐匿，其突出的临床表现为蛋白尿，伴或不伴肾功能受损，少数合并镜下血尿或肾病综合征。早期以蛋白尿、肾小球肥大为主要表现，后期可出现局灶节段性肾小球

67

硬化（focal segmental glomerulosclerosis，FSGS）和肾功能下降。

目前我国儿童 ORG 尚无统一诊断标准，根据国内外成人共识，标准如下：①根据中国学龄期儿童青少年肥胖筛查 BMI 标准诊断肥胖，此为必要条件。②大部分表现为程度不等的蛋白尿：微量蛋白、大量蛋白尿，伴或不伴镜下血尿、肾功能不全；可出现代谢性综合征其他表现，如高血压、高血脂。③肾脏增大，脂肪肾征象。④肾脏病理：肾小球体积增大，伴或不伴 FSGS，肾脏局部可见脂质沉积增加。⑤排除其他肾脏疾病。

二、重视肥胖相关性肾病

ORG 发病率并不低。近年来的研究发现英国和德国分别有13.8%的超重人群和 24.9%的肥胖人群出现肾脏疾病，在中国这一比例也逐渐增多。因此，重视 ORG 非常必要。

三、肥胖引起肾脏疾病的因素

（一）肥胖本身引起肾脏病变

肥胖会导致肾脏血流量增加，肾小球时刻处于高灌注、高滤过的状态，肾脏需要"处理"更多的代谢产物及"垃圾"，长此以往肾脏"负重前行"，肾脏的结构功能发生破坏，造成肾脏的"过劳死"。

（二）肥胖引起的高血压、高血脂、高血糖、高尿酸血症造成肾脏损害

1. 肥胖患儿引起高血压，肾内动脉在长期高血压状态作用下出现结构和功能的变化，可导致肾单位的缺血性病变和肾小球滤过

率进行性下降。

2. 肥胖患儿容易引起高脂血症，通过激活单核巨噬细胞，释放生物活性物质，导致肾脏损伤；同时，高脂血症加速小动脉硬化，间接加重了肾脏缺血性损伤。

3. 高血糖胰岛素抵抗，继发高胰岛素血症是代谢综合征的中心环节，也是肾脏疾病进展的一个重要因素。

4. 肥胖患儿高尿酸血症非常常见，而尿酸对肾病进展的危险性较高。

上述四种因素相互影响，形成一个恶性循环。

（三）肥胖者不良的饮食习惯加重肾损伤

1. 肥胖者喜欢甜食、含糖饮料，这些不仅热量高，其糖类促进食物中草酸的吸收，引起草酸盐水平升高，沉积在肾脏中形成结晶，日积月累后形成肾结石，肾结石可能造成梗阻进一步加重肾损伤。

2. 肥胖者喜欢吃肉类食物，肉类含有大量的蛋白质，其进入人体后需要肾脏的代谢，大量食肉会加重肾脏的负担，长此以往造成肾脏功能的损害。

3. 肥胖者也喜欢高脂饮食，高脂饮食下，肾脏组织很容易发生纤维化，肾脏组织逐渐形成瘢痕，导致肾小球硬化和肾小管间质纤维化。

4. 肥胖者更喜欢吃重盐，盐摄入过量导致水钠潴留，增加血管壁的压力引起血压升高，长期血压升高又是导致肾脏损伤的重要诱因。

（四）不恰当的减肥药造成继发性肾脏损害

许多人已经意识到了肥胖的危害，希望减肥立竿见影而服用不恰当的减肥药可造成继发肾脏损害。20 世纪 90 年代，国外曾报道过一家诊所使用含马兜铃酸的中药减肥，造成了肾功能不可逆损害，引起全世界的关注。另外有些减肥者服用利尿剂，使人体在短时间大量排水，达到减重的目的，但可能因此引起脱水及电解质紊乱；一些减肥者光吃肉不吃主食来减肥，但肉食中的高蛋白增加肾脏的代谢负担，引起肾脏的损伤。

（五）中心性肥胖或腹型肥胖导致肾脏缺血性损害

该肥胖体型更有可能减低肾脏的血流量或造成肾脏内压力升高、影响肾血流，进而导致肾脏缺血性损害。

（六）肥胖引起阻塞性睡眠呼吸暂停综合征继发肾损伤

与肥胖相关的睡眠呼吸暂停综合征可以激活肾脏的交感神经系统，从而引起钠潴留和高血压，进一步加重肾脏血流负荷，加重 ORG。

四、肥胖患儿肾脏问题的发现

（一）肥胖患儿需评估是否属于腹型肥胖

达到肥胖诊断标准，根据 2010 年制定的中国 7～18 岁学龄儿童青少年腰围参照标准，选取性别和年龄别腰围的第 75 百分位（P75）和第 90 百分位（P90）作为儿童腹型肥胖前期、腹型肥胖的界值点。当患儿考虑为腹部型肥胖时更有可能患肾脏疾病。

（二）关注患儿的小便情况

1. **泡沫尿** 在肥胖相关肾病患儿中相对多见。正常排尿时也会伴随着一些泡沫，一般泡沫会很快消失。如果排尿时泡沫久久不散，泡沫黏稠，会粘在马桶壁上难以冲掉，需警惕该泡沫尿为与肾脏有关的蛋白尿。这种"泡沫"多是由于肾小球受损后，肾脏中的蛋白漏到尿液中引起。因此，一旦发现此类泡沫尿一定要去肾脏专科就诊，进行尿常规等相关检查。

2．清澈尿　在肥胖患儿较少见。正常尿液多为清亮、淡黄色尿液，偶尔饮水过多可出现"清澈尿"也是正常的。但如果在饮水量正常的情况下，尿液长期为清亮、无色尿，需警惕肾脏浓缩功能下降，可能提示肾脏疾病。

3．血尿　ORG 患儿偶有血尿表现，部分患儿可表现镜下血尿（需尿常规检测发现），肉眼血尿少见，可表现为鲜红色、洗肉水样、茶色、酱油色等。

4．尿量与次数异常　除了通过尿液的性质判断肾脏健康情况，尿液的总量及次数也是重要的关注指标。如小便次数增多，特别是起夜尿频繁，需警惕肾功能发生损伤后，肾脏对尿液的浓缩功能下降引起。健康人夜间的排尿量一般少于全天的三分之一，而肾病患儿晚上排尿量占到全天的二分之一以上。

（三）关注其他临床情况

1．水肿　ORG 合并肾病综合征可表现为水肿。肥胖患儿因本身体型肥胖很难判断，可以观察眼睑、外阴部、下肢结缔组织疏松部位，短期内体重急剧上升需警惕水肿可能。

2．ORG 患儿常合并高血压、高尿酸血症、高脂血症、胰岛素抵抗及糖代谢异常、OSAS 等代谢综合征表现，如肥胖合并以上表现也需警惕是否伴有肾脏病变。

（四）定期体检

肾脏病起病隐匿，可能没有任何症状时已经出现肾脏病变，因此定期体检尤为重要。特别是已经出现糖尿病、高血压、冠心病、高尿酸血症、高脂血症等疾病的肥胖者，都应该定期筛查肾脏相关指标，包括尿常规、尿微量白蛋白、尿蛋白/肌酐比、肾功能及肾脏影像学检查等。

五、ORG 的预防及治疗

ORG 治疗以治疗肥胖为基础，减少尿蛋白、延缓肾损害进展为主要目的。大多数 ORG 患儿经过积极减重治疗，预后普遍较好，很多患儿随着体重恢复正常，蛋白尿也就消失了。但如果不加以控制，任由其发展，也会出现不可逆的慢性肾脏病甚至肾功能受损这样的严重后果。

（一）肥胖治疗

减肥通过降低 BMI、降低高滤过、减轻肾单位的负荷，进而改善肥胖患儿的肾功能状态；同时改善血压、血脂、血糖、尿酸等情况，减少其对肾脏的损害，临床观察中发现降低 BMI 能明显降低蛋白尿，改善肾功能。对 ORG 患儿而言，调整生活方式对减轻 BMI 和维持肾脏健康也十分重要。调整生活方式包括合理饮食、运动及行为方式改变。当然还有其他肥胖治疗的方法，如手术、中医治疗等。但一定要科学减肥，切忌服用肾毒性减肥药，因减肥过程中出现的相关并发症及不恰当的治疗也可能引起肾脏损伤。

（二）减轻蛋白尿

血管紧张素转化酶抑制剂或血管紧张素受体拮抗剂可明显降低肥胖者尿蛋白，但仍需要在医生指导下服药。

总之，肥胖相关性肾病并非罕见，对肥胖儿童需监测尿常规及肾功能变化，一旦出现肾损伤征象，建议及时寻求肾脏专科医师的帮助。早期诊断，及时干预，以免造成不可逆肾损害的严重后果。

（陈冉冉　高晓洁）

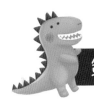

第六节　儿童鼾症

　　打鼾常常被误认为是睡得香甜，事实上，更多时候是一种疾病状态。

　　最早描述打鼾的不是医生，而是小说家狄更斯，他在 1837 年出版的《匹克威克外传》里描述了一个叫乔的孩子，睡眠时打鼾，体型肥胖，总是贪睡。因此，1892 年 Osler 医生从医学角度描述鼾症后，曾将其命名为匹克威克综合征。打鼾成因复杂，对身心健康影响广泛，直到 1976 年，在相关研究证实其危害后才被日益重视。目前许多家长都很重视孩子是否打鼾，但存在疑惑。在此，我们介绍打鼾及其与肥胖关系的相关知识。

一、打鼾的原因及危害

　　睡眠打鼾是气体流经气道狭窄部位，局部组织振动产生鼾声的一种异常睡眠呼吸状态，打鼾的本质是吸气时呼吸道某个部位出现了狭窄，从鼻、咽、喉至气管均可发生。

　　这些气道发生狭窄的原因包括：①气道自身发育不良，如鼻孔狭窄、鼻中隔偏曲、鼻咽腔狭窄、小下颌等面颅骨畸形、舌体肥大、喉发育不良等；②气道周围组织增生挤占气道内腔，如扁桃体、腺样体等咽部淋巴环组织肥大；③气道及气道外肿物，如鼻息肉、咽喉囊肿、喉乳头状瘤、淋巴管畸形等；④炎症性因素，如过敏性鼻炎、急慢性鼻窦炎、腺样体炎、扁桃体炎、传染性单核细胞增多症、急性喉炎等；⑤神经肌肉因素，如脑发育不良时肌力低下导致气道开大、肌力不足、睡眠中舌体后坠等。除炎症性因素可短期解除外，大多表现为慢性进展性病程。

打鼾即鼾症，轻的只有鼾声，称为气道阻力综合征，这种情况对身体健康还没有明显的影响；鼾症严重时除了睡觉时鼾声较重外，还会出现吸气费力、憋气、呼吸暂停、通气量不足等，称之为阻塞型睡眠呼吸暂停低通气综合征（obstructive sleep apnea hypopnea syndrome，OSAHS），这会导致孩子睡眠中缺氧、二氧化碳排出受阻、睡眠结构紊乱，从而影响孩子的大脑、心肺功能及生长发育。OSAHS长期存在会影响孩子的情绪和认知能力的发展，从而影响生活和学习，也会导致肺心病、高血压、糖尿病等继发性疾病。平时这种情况常常不易被家长所察觉，但在合并感冒等呼吸道炎症时会加重。若OSAHS在1/3的睡眠时间内旷日持久地存在，其对孩子健康的损害是巨大的，甚至是不可逆转的。

打鼾的孩子常常会张口呼吸，导致上唇和上切牙上翻、牙列不齐，形成腺样体面容。值得欣慰的是，随着科普和家长的重视及早期治疗，出现明显腺样体面容的孩子越来越少，从而避免了后期口腔科正畸及正颌手术治疗。

二、鼾症和肥胖的关系

打鼾并非中老年男性的专利，在女性和儿童中的发病率也并不低。所有儿童中，打鼾发病率约为 12%，而严重到需要手术治疗的 OSAHS 约占 4%。儿童打鼾的高发年龄在 2～6 岁和青春期，前者主要与扁桃体、腺样体淋巴组织增生肥大有关，而后者主要和青春期肥胖相关。研究表明，男、女童发生打鼾的概率没有显著差异，但在非洲裔儿童中发生率特别高，且不良影响更严重。

肥胖儿童中，鼾症比例高达 25%～40%。该群体患病率高的原因，一方面与肥胖后颈部及气道周围脂肪沉积压迫气道变窄有关；另一方面，打鼾导致孩子睡眠质量差、睡后不解乏、白天嗜睡、不爱运动，并通过影响神经内分泌调控系统加重肥胖程度，两者具有互相促进的关系。打鼾与肥胖之间并非简单的因果关系，大多数打鼾的孩子并不肥胖，打鼾孩子经治疗后往往因为睡眠质量改善，体重会继续增长，这些还有待更多深入的研究。

三、打鼾的就医条件

打鼾在疲劳时更容易出现，因此常被认为是累了、睡得香。对于偶尔出现的打鼾，的确可以这么认为，因为这与深睡眠时肌张力下降气道更容易塌陷有关。但若出现明显的打鼾，还是建议由医生判断孩子是否存在病态的情况。家长如何判断是否需要看专业的耳鼻喉科医生呢？

首先，如果是短期内出现的打鼾，比如感冒发热时鼻塞流涕，孩子打鼾、张口呼吸，这考虑与鼻腔黏膜肿胀有关系，也可能是呼吸道感染后腺样体、扁桃体炎症肿大引起，这种情况应该在儿科呼吸科就诊，以控制炎症为主。

其次，如果孩子只是仰卧位才打鼾，侧卧位不打鼾，这种打鼾还不算太严重。仰卧位时更易打鼾与后坠舌根压迫气道有关。孩子平时喜欢趴着睡，仰卧位时即出现打鼾，这种睡姿改变可能是因为仰卧打鼾影响睡眠后的自我适应，需要就诊。

最后，打鼾的严重程度，如声音大小、有无吸气费力感、呼吸有无停顿是判断严重程度的指标。如果有打鼾，但节律整齐、呼吸均匀，一般就还不严重。如果打鼾时伴有吸气费力、多汗、胸廓起伏大，甚至吸气时颈前正中下部皮肤有凹陷，呼吸节律不整齐，有间歇停顿，睡觉时不安稳、总是翻来覆去，每天打鼾，整晚打鼾，这些都表明打鼾严重，需要及时看医生并进行详细的检查诊断。

如果家长自己判断困难，可以用手机记录下来给医生看。录视频时要充分暴露孩子的面、颈、胸廓，不同程度打鼾情况分别记录。睡眠视频非常有参考意义，其对病情判断的准确率能达70%～90%。

四、鼾症的检查

鼾症儿童进行检查的目的有两个，一是判断病情严重程度，二是明确打鼾的具体原因和发生部位，以便对因治疗。

除根据临床症状判断病情外，鼾症儿童常常需要做多导睡眠监测（polysomnography，PSG）进行更详细的睡眠质量评估，这是诊断鼾症病情的金标准。该检查通常在医院内进行，但目前也有家庭便携式仪器可供使用。PSG可以监测睡眠时的脑电图、呼吸、鼾声、血氧、心率、身体位置、腿动等情况，过程中需要粘贴和绑附一些感应带在孩子的头上、鼻周、胸腹部、腿部和手指，因此小于4岁的孩子可能不能配合。检查前需要洗澡、穿前开衫的衣服。PSG结果的判读较为复杂，儿童的判断标准较成人更为严格，评判指标主要关注呼吸暂停低通气指数（apnea-hypopnea index，AHI）

和最低血氧饱和度（SaO$_2$），一般 AHI 大于 1、SaO$_2$ 低于 93％即可诊断 OSAHS。

鼾症只是一个症状学诊断，需要通过进一步影像学检查明确气道狭窄的具体原因和部位。儿童鼾症最常见的原因是腺样体、扁桃体肥大，约占 95％。扁桃体一般用压舌板压舌就可以判断大小，腺样体则需要鼻内镜检查或者鼻咽侧位片来判断。鼻咽侧位片是 X 线拍片，现在多采用数字显影技术，辐射量很低，对于鼻咽部气道侧位的显示较为清楚。内镜检查则是鼻腔局部麻醉后经鼻进行拍照，可直接观察到鼻咽部腺样体及其阻塞程度，这种方法更加直观和高效，目前逐渐成为儿童鼾症检查的首选方法。需要注意的是，这两种方法目前都还没有统一的实施手术的判断标准，仍然需要医生结合病情综合判断。

另外约 5％的鼾症病例不是由扁桃体腺样体引起的，因为这部分孩子在切除了腺样体扁桃体后仍然存在明显的打鼾。这类复杂鼾症需要睡眠气道内镜、CT、磁共振等检查明确狭窄的部位，需要对颅面骨、喉部等进行更详细的评估。

五、鼾症的治疗

鼾症常常是多因素共同致病，轻重程度、合并症不同，治疗的方案也不尽相同，但总体原则是一致的。

（一）治疗可能存在的炎症性因素

儿童急、慢性鼻窦炎、过敏性鼻炎非常常见，引起的鼻塞会明显加重打鼾症状，单纯由过敏性鼻炎引起严重鼾症和面容发育变形的例子并不少见。儿童鼻窦炎通常指的是细菌性鼻窦炎，是感冒等呼吸道急性炎症后继发的细菌感染，需要抗生素、鼻腔冲洗等治疗，应根据细菌培养结果选用敏感抗生素。过敏性鼻炎又称变应性鼻炎，与螨虫、花粉过敏体质有关，近年发病率逐渐增高，可达14%。这种情况需要激素鼻喷剂和口服抗过敏药物进行控制，严重者可以考虑脱敏治疗。腺样体和扁桃体也存在炎症性肿大，需要治疗控制后再次评估打鼾和阻塞程度。

（二）手术治疗

当经过上述抗炎等保守治疗后，孩子睡觉时仍然打鼾、吸气费力、呼吸暂停、睡不安稳，经 PSG 评估存在 OSAHS 或者逐渐出现腺样体面容时，需要考虑手术治疗。

气道内径每增大 1 倍，通气能力提高 16 倍，手术治疗的原则就是通过扩大气道内腔的横截面来治疗打鼾。腺样体扁桃体肥大是儿童鼾症最主要的原因，切除治疗的有效率在 90% 以上。研究表明，腺样体扁桃体的免疫传递功能可以由咽喉部其他散在的淋巴滤泡代偿，切除后对免疫功能没有远期影响。因此，鼾症手术时应尽量切除肥大的扁桃体，特别是内陷较深的扁桃体，切除后对气道的扩大作用明显。

尽管腺样体扁桃体手术有效率高，但术前全面评估病因非常重要。某些畸形，如鼻中隔明显偏曲、鼻息肉、面中部发育不良、小下颌、舌体肥大舌后坠、喉软化症、喉裂等，是导致术后效果不理想的原因，甚至继发术后打鼾加重、术后窒息等并发症。这些需要制定针对性的手术方案，如小下颌需要下颌牵引术，喉裂需要喉裂修补术等。

（三）睡眠无创呼吸机治疗

与麻醉科、重症病房使用的呼吸机需要气管插管不同，治疗鼾症的呼吸机将通气面罩直接罩在口鼻上，吸气时由外部辅助通气，扩大气道腔，起到缓解打鼾，减小吸气阻力的作用。这种方法的疗效是肯定的，有手术禁忌证或家长顾虑手术风险不愿手术治疗的儿童普遍适用。

六、肥胖儿童的鼾症治疗

首先，减肥非常重要。通过减肥，可以减轻脂肪组织对气道的挤压，这对治疗鼾症有正向作用。因此，提倡积极控制饮食、加强锻炼以减轻体重。重度以上肥胖儿童，应先行减肥，若减重失败再评估鼾症手术治疗的必要性。

其次，需要特别重视肥胖儿童的围手术期护理。成人鼾症术后导致窒息甚至死亡的例子并不少见，这与肥胖者脂肪多、麻醉药物容易蓄积，肥胖者气管插管、心脏按压等抢救操作困难，肥胖者鼾症病情更重、已影响大脑呼吸中枢调控功能，以及术后术区肿胀导致气道严重阻塞等因素有关。因此，对肥胖鼾症儿童而言，麻醉复苏管理应该更严格，气管插管拔除后仍需密切关注孩子的呼吸情况，重度肥胖者建议术后第二天再拔除气管插管。

再次，肥胖合并鼾症的患者术前可能已经存在大脑呼吸中枢调控异常，如存在中枢性呼吸暂停，术后容易出现窒息。所以，这些孩子除进行常规的睡眠监测详细评估病情外，还推荐先采用呼吸机治疗数月，待呼吸中枢调控异常恢复后，再进行手术。

综上，大多数儿童鼾症可以通过简单的扁桃体、腺样体切除得到有效治疗，但复杂鼾症，特别是合并肥胖的儿童需要更多更深入的术前评估，术中术后也需要更多的重视，才能达到更好的诊治效果。

（张德伦）

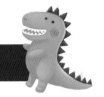

✦ 第七节 儿童面部发育

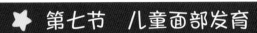

很多人会说，小时候胖点好，等大了再减肥。

正畸医生提醒您：儿童肥胖对脸形的影响可能是一辈子，并且是很难逆转的哦！

一、危害一：头围变大

有数据显示，东亚裔成年男性的平均头围为 57.9 cm、女性为 55.4 cm；白人男性的平均头围为 57.8 cm、女性为 55.2 cm。另外的数据显示，相比于体重正常青少年，14 ~ 15 岁肥胖青少年的上下颌骨的尺寸更大，上颌骨尺寸平均大 3 mm，下颌骨尺寸在男性平均大 10 mm、在女性平均大 8 mm。

二、危害二：打鼾

肥胖会导致面部软组织过多，压迫气道，造成呼吸的通道狭窄。再加上日常运动量不足，一旦平躺下来，软绵绵缺乏张力的气道会塌陷变窄（图 3-13），那就只能"呼

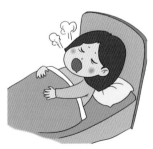

图 3-13　打鼾

噜呼噜"地打鼾了。大家可千万不要觉得打鼾的人睡得香，根据睡眠监测显示，长时间打鼾的人，常常会在睡眠过程中出现缺氧现象，严重者甚至会因此丧命，医学上称为"睡眠呼吸暂停综合征"。

三、危害三：容貌改变

随着孩子打鼾情况越来越严重，人体随之由鼻子呼吸转变为嘴巴呼吸。正常情况下，只有在进行剧烈运动过程中，我们才会张大嘴巴，大口吸入空气，来满足身体的需氧量。而对于患有"睡眠呼吸暂停综合征"的人来说，即使是睡眠状态，鼻子吸入的空气仍不足以满足身体所需，所以需要张大嘴巴来吸入更多的空气。

然后，我们的颌面部结构开始随之变化：舌体下降，上颚变窄，上门牙前突，下颌后下旋转，下巴越来越小，也就是形成专业上所说的"腺样体面容"。肥胖的小朋友常常在耳鼻喉科检查中无法发现明显的腺样体阻塞，但是仍然会出现类似的面容，究其原因则主要还是脂肪过多和颌面部肌肉张力下降所致。

而在口腔正畸科，医生会做的可不仅仅是把牙齿排排齐这么简单。在小朋友生长发育高峰期（13岁以前）通过正确的使用各种颌骨矫形装置，配合良好的口腔肌功能训练，会让孩子的颌面部结构得以矫正。

图3-14即是一位进行肌功能训练的小朋友，治疗前由于长时间的张口呼吸习惯，牙齿越来越突，嘴唇越来越厚。经过一年的治疗，随着训练的不断进展，他的嘴唇逐渐合拢，牙齿渐渐内收，笑容也逐渐自信起来。

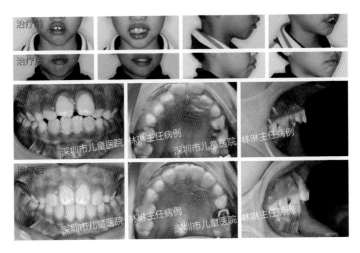

图 3-14　口腔正畸治疗前后对比

（邓倩楠　林　琳）

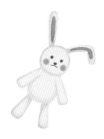

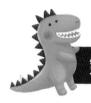

第八节 儿童脂肪肝

儿童肥胖危害有哪些？脂肪肝是常见的并发症之一。

一、脂肪肝的定义

脂肪肝（fatty liver）是指由于各种原因引起的肝细胞内脂肪堆积过多的病变，是一种常见的肝脏病理改变，而非一种独立的疾病。脂肪性肝病正严重威胁国人的健康，成为仅次于病毒性肝炎的第二大肝病，其发病率在不断升高，且发病年龄日趋年轻化。全球范围25%的成人患有脂肪肝，在我国，随着人们生活水平的提高，脂肪肝的发病率更是逐年高升，某些地区的发病率甚至高达45%。近年来，我国肥胖儿童中脂肪肝也呈逐年升高趋势，与肥胖相关的非酒精性脂肪肝是儿童和青少年最常见的慢性肝脏疾病，其中10岁以上儿童患病率较低龄儿童更高。

脂肪肝患儿大多数无症状，往往因体检发现肝脏酶学指标异常而确诊，部分患儿可能有疲劳、乏力、腹痛等症状，但往往缺乏特异性。多数患儿合并高胰岛素血症、肥胖症、糖耐量异常、高血压或高血脂等代谢性疾病。由于儿童仍处于生长发育时期，如不加以干预，进入成年期后，可能并发糖尿病、动脉粥样硬化、肝硬化等。

正常人肝组织中含有少量的脂肪，如甘油三酯、磷脂、糖分和胆固醇等，其重量为肝重量的 3%～5%，如果肝内脂肪蓄积太多，超过肝重量的 5% 或在组织学上肝细胞 50% 以上有脂肪变性时，就可称为脂肪肝。根据脂肪变性在肝脏累及的范围，又可分为轻、中、重三型，通常脂肪含量超过肝脏重量的 5%～10% 时被视为轻度脂肪肝，超过 10%～25% 为中度脂肪肝，超过 25% 为重度脂肪肝。其临床表现轻者无症状，重者病情凶猛。与体重正常的人群相比，脂肪肝往往更青睐于肥胖人群，尤其是腹型肥胖的人群。

二、脂肪肝的防治

对于脂肪肝这个病，如果你思想上重视、生活行为上改变，对于成长期的儿童在早期查出来以后是可以逆转的。但是，如果你一味地放纵自己，任由肝脏处于一种恶劣的环境中，那最终可能会演变成肝硬化甚至肝癌。

（一）超重或者肥胖的宝宝一定要去减肥

在某种程度上，脂肪肝属于一种"富贵病"，往往肚子大、腰围粗、爱吃各类零食的人更容易患脂肪肝。减肥是个需要有决心和毅力的长期过程，但是不要盲目节食，尤其是生长发育中的儿童，要在专业人士的指导下进行，千万不要为了瘦而瘦，不然很容易导致蛋白质及微量元素摄入不足而危害身体健康。对于患有脂肪肝的儿童，建议进行中高强度体力运动，并限制每天看电视的时间在2 个小时内。

（二）饮食上要注意

盲目吃素也是不对的，可能会加重脂肪肝，要补充优质蛋白，蛋白质可以以脂蛋白的形式帮你把肝内积存的脂肪清除出去，促进肝细胞的修复和再生。对于学龄儿童主食"糙"一点，如果没有慢性胃肠道疾病或者肝硬化的话，多吃点杂粮，比如荞麦、燕麦、玉米、红豆、绿豆、黑米等，整体饱腹感更强，对血糖影响更小，且含有更多的矿物质及维生素。不可盲目限制脂肪的摄入，因为人体需要的某些必需脂肪酸必须从食物中获得，有些必需脂肪酸参与磷脂的合成，有利于脂肪从肝脏顺利转运出去，对脂肪肝的逆转有利。

戒除零食的同时，还应注意多种类维生素的补充，尤其是B族维生素、维生素C、叶酸等。对于患有脂肪肝的小朋友，坚持有氧运动同时，要限制摄入含糖饮料、油炸食品等。

（三）设计合理的运动方式

每周进行 5 次中等量的有氧运动，累计锻炼时间从 30 分钟逐渐增加到 ≥ 120 分钟，运动形式根据患儿年龄、身体条件及兴趣来选择，运动量逐渐递增，达到有效运动量，包括有氧运动，如慢跑、快走和游泳等，同时也要进行适量的抗阻运动。

下面以跑步为例，说明如何做到循序渐进？

运动第一周：每天运动 35 分钟。35 分钟分为 5 个小节，每小节 7 分钟，即每小节跑 1 分钟走 6 分钟，共 5 个小节。

运动第二周：仍然每天运动 35 分钟。35 分钟分为 5 个小节，每小节 7 分钟，但每小节跑 2 分钟走 5 分钟，共 5 个小节。

运动第三周：仍然每天运动 35 分钟，35 分钟分为 5 个小节，每小节 7 分钟，但每小节跑 3 分钟走 4 分钟，共 5 个小节。

……如此循序渐进，直至达到跑步 35 分钟，无论从身体、心理及运动功能都能达到耐受与适应的过程。这种递进的运动方式更易被孩子们接受。

另外，脂肪肝不是胖孩子独有的，瘦宝宝也可能会发生脂肪肝，这种情况需要注意代谢性及内分泌疾病，建议及时到医院就诊。

　　总之，养成一个健康的生活方式，并持之以恒，摆脱脂肪肝不是难题！但是，不要以为不用吃药的都是小病，脂肪肝一定要引起重视，不要等到肝硬化甚至肝癌了才追悔莫及！

（王朝霞）

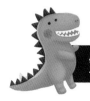

第九节　儿童性早熟

一、性早熟的定义

性早熟是一种以性成熟提前出现为特征的性发育异常，表现为第二性征及生殖器官的发育较同龄儿童显著提前。由于性发育与种族、地域、遗传、环境、营养及社会经济有关，因此各国及地区对性早熟的年龄界限不同。我国 2015 年中华医学会儿科学分会内分泌遗传代谢学组制定的《中枢性性早熟诊断与治疗共识》指出女孩 8 岁之前，男孩 9 岁之前出现内外生殖器官快速发育及第二性征呈现或女孩在 10 岁之前出现月经初潮称为性早熟。女孩以乳房结节为首发表现，男孩以睾丸容积增大（睾丸容积 ≥ 4 ml）为首发表现，其中女孩发病率为男孩的 5～10 倍，男孩由于表现隐匿，家长不易发现，常常出现变声时家长才送院就医。

根据下丘脑 - 垂体 - 性腺轴是否启动，将性早熟分为三类：

1. 中枢性性早熟　俗称真性性早熟，是由于下丘脑 - 垂体 - 性腺轴提前发动所致，性成熟的程序性过程与正常青春期发育相同，同时伴有生长加速，骨龄增加，直至生殖系统成熟。女孩绝大多数属于此类。

2. 外周性性早熟　俗称假性性早熟，是指患儿下丘脑 - 垂体 - 性腺轴未启动，而周围组织器官病变导致。如：肾上腺疾病、性腺肿瘤等产生性激素增多而导致同性或异性性早熟症状。对于外周性性早熟，应仔细寻找病因，因为部分导致外周性性早熟的病因预后不佳。

3．部分性性早熟　又称不完全性中枢性性早熟，包括单纯性乳房早发育，单纯性阴毛早现及单纯性早初潮。是由于下丘脑－垂体－性腺轴部分启动所致。对于部分性早熟患儿应密切随访观察，部分孩子可转化为真性性早熟。

二、青春期启动提前

青春期启动是一个复杂的过程，与许多因素有关，如种族、遗传、环境、气候、营养、疾病等都与青春期启动有关。自 20 世纪以来，随着全球经济飞速发展，人民生活水平显著提高，儿童青春期启动年龄也有显著提前。欧美各国女性月经初潮的平均年龄从 19 世纪中期的 17 岁提前到 20 世纪中期的 13 岁。中国女孩的初潮年龄也呈同样的年代提前趋势，以及地区和城乡的差异，这些趋势和差异与经济状况有一致性。1995 年全国平均初潮年龄城市（汉族）为 13.08 岁，农村为 13.43 岁。与女孩初潮年龄提前一样，男孩的初次遗精年龄也呈年代提前趋势，2000 年全国男生初次遗精平均年龄城市为 14.44 岁，农村为 14.87 岁，与 1980 年比城市和农村男生初次遗精的年龄分别提前了 1.28 岁和 0.59 岁。2009—2010 年，中国 6 个地区（北京、天津、杭州、上海、重庆和南宁）对 18 707 名 6～18 岁中国儿童青少年性发育现状研究发现，女孩乳房发育 B2 期的中位年龄提前至 9.69 岁，男孩睾丸达 G2 期的中位年龄为 11.25 岁，2.91% 女孩在 8 岁前出现乳房发育，1.74% 的男孩在 9 岁前出现睾丸发育，性早熟的患病率为 0.43%，并发现性早熟儿童的体脂含量及腰臀比高于正常儿童。2018 年，杨博等对涉及青春期发动时相提前的 10 大类相关影响因素进行 Meta 分析，发现肥胖、环境内分泌干扰物、基因及宫内生长发育迟缓等增加儿童青春发动提前的发生风险。

三、性早熟与肥胖

近年来，我国儿童超重及肥胖率呈现出逐年上升趋势，对全国9个城市7岁以下学龄前儿童体格调查发现，从1985年至2005年，我国7大城市7岁以下儿童肥胖检查率由0.91%增长至3.19%。《中国儿童肥胖报告》显示，与1985年相比，2014年我国7岁以上学龄儿童肥胖率从0.5%增至7.3%。与此同时，性早熟的发生率也逐年升高。2009年10月至2010年10月中国儿童青少年性发育现状研究发现（中国6个城市）性早熟发生率为0.48%，并发现性早熟儿童的体脂含量高于正常儿童。

（一）女童肥胖与性早熟的关系

美国国民健康调查及国家健康与营养调查研究显示，在25年间女童平均初潮年龄从12.75岁提前到12.54岁，同时10～15岁女童BMI大于第85百分位的比例由16%上升至27%。2009年，郑州地区3～12岁儿童性早熟流行病学调查发现，正常体质量女童性早熟检出率为1.1%，而超重和肥胖女童性早熟检出率为3.1%。2014年，上海对6～12岁17 620名儿童调查，性早熟女童中有29.42%合并中心性肥胖。2010年，我国儿童青少年性发育现状调查发现，性早熟女童的BMI、腰围及腰臀比均高于正常同龄儿童。

（二）男童肥胖与性早熟的关系

关于肥胖与男童性早熟的关系研究报告少见，且结论相反。有些学者认为肥胖导致男童青春期提前启动；有些学者认为肥胖导致男性青春期发育延迟、性发育落后；还有部分学者认为两者之间无相关性。BMI高的男孩青春期提前的风险较BMI低的男孩相对较高。西班牙学者在 1987—1997 年对 283 名 10~15 岁男孩进行研究发现 BMI 与青春期启动提前存在正相关。梁立阳发现肥胖症男孩睾丸发育年龄 10.62 岁 ±0.89 岁较正常对照组 11.62 岁 ±0.69 岁显著提前。2002 年，河北唐山市一项研究发现，肥胖男童睾丸体积、阴茎长度及血清睾酮水平均低于同龄体重正常男童；中国多中心 2010—2011 年对 15 011 名 6.0~18.9 岁男孩研究结果显示，中国男孩中 BMI 较高者青春期启动时间更晚，但是发育速度更快，BMI 对青春期不同发育阶段的作用可能不同。

上述结果的差异可能与研究的对象或种族不同有关。另外，应用 BMI 作为肥胖的替代指标具有误导性，因为男孩进入青春期后雄激素水平升高，肌肉增长可导致体质量及 BMI 增加，而非单纯体脂增加。

四、肥胖引起性早熟的机制

青春期性发育启动受下丘脑－垂体－性腺轴的调控，下丘脑分泌促性腺激素释放激素作用于垂体，使其分泌黄体生成素及卵泡刺激素，二者通过信号通路又作用于性腺（睾丸或卵巢）分泌性激素（睾酮及雌激素、孕激素），从而导致第二性征的发育及性成熟，这一过程是非常复杂的，受许多因素的调控。专家认为性腺轴的启动需要达到一定的体脂量才能触发，肥胖是导致女童青春期发育提前的影响因素之一；肥胖与性腺轴之间之所以有联系，可能归咎于二者具有共同的神经内分泌调控因子，如瘦素、胰岛素、促生长激素释放肽、肾上腺素等。

（一）瘦素的作用

瘦素是由脂肪细胞分泌的一种蛋白质类内分泌因子，体内瘦素水平与肥胖呈正相关，有学者研究发现肥胖儿童血清瘦素的含量是正常儿童的 3.3 倍。同时有研究表明青春期开始时瘦素水平达高峰，认为瘦素是青春期启动的重要信号分子。瘦素通过调节脂肪储存量这一关键性的信息而作为青春期启动的允许因子，当体内的营养状况（具有一定的脂肪含量）能满足生殖需要时，瘦素通过与下丘脑促性腺激素释放激素神经元的瘦素受体结合，启动下丘脑 - 垂体 - 性腺轴，促进青春期的启动。

（二）胰岛素的作用

胰岛素是体内重要的糖调节激素。肥胖患者常常会出现代偿性胰岛素水平升高，高胰岛素血症可减少肝脏性激素结合蛋白的合成，使体内游离雌激素升高；同时减少雌激素的灭活；另外高胰岛素血症增加芳香化酶活性，使得雄激素转化为雌激素的水平增加；最终体内雌激素含量增多，促进乳房发育。

高胰岛素血症还可促进肾上腺素分泌，并作用于下丘脑 - 垂体 - 性腺轴，促进促性腺激素的分泌。

五、性早熟的危害

由于第二性征过早出现及性成熟，骨骼成熟较快，骨龄超过实际年龄，骨骺提前闭合，身高增长的间期缩短，导致成年终身高受损。身体功能提前成熟，但性心理尚未成熟，可引起一些社会行为异常。

由于性发育提前，女孩早初潮，性激素暴露时间较正常人长，女性可导致多囊卵巢的发生概率增加，引起月经异常，乳腺、子宫、前列腺等肿瘤发生率增高。

（张龙江 文飞球）

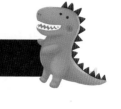

✦ 第十节 儿童骨龄

一项针对肥胖儿童的纵向观察研究发现，与正常体重受试者相比，肥胖青少年表现出潜在的成年终身高受损；与自身的遗传靶身高相比，成年终身高也是相对更矮（注：遗传靶身高＝父母身高均值 ±6.5，单位为 cm）。肥胖儿童在一段时间内身高可以增长很快，比同年龄正常体重儿童的身材更高，身高百分位数也更高。但快速长高的同时伴随着骨骺提前闭合，使得身高增长时间相对较短，也就是说青春期发育持续时间缩短，孩子得不到足够的发育时间，生长过早停止，使得成年身高变矮。因此，儿童肥胖会影响儿童和青少年的身高增长模式。

国内外研究均表明，肥胖儿童常伴有骨龄提前。2020 年，我国首都儿科研究所附属儿童医院对 7 062 例 4 ~ 18 岁儿童的骨龄进行研究，结果显示肥胖男、女童骨龄分别提前 1.60 岁和 1.78 岁。与正常体重儿童相比，肥胖男、女童骨龄提前的风险分别增加 5.820 倍和 7.537 倍。在西班牙 4 ~ 15 岁肥胖儿童中，骨龄提前 1 岁者占 28%，女童比例大于男童，其体重的减轻可使随后的骨龄提前有显著的减慢趋势。美国 Klein 等将 167 名 3 ~ 18 岁儿童分为体重正常组、超重组和肥胖组，发现约 33% 的肥胖儿童骨龄比实际年龄超前 2 岁以上，甚至高达 6.5 岁。

骨龄是什么呢？骨龄提前又意味着什么？

一、骨龄及骨龄提前

骨龄，即骨骼的年龄，临床上通常用来衡量骨发育成熟的程度，反映儿童的生长发育潜力，预测成年终身高。通过拍摄左手、腕部正位片，经骨龄图谱或评价软件对各个骨化中心的生长发育情况进行测定，即可评价骨龄。而生活年龄，就是我们平常所说的实际年龄。骨龄与生活年龄之差在 ±1 岁之间视为正常，超过 1 岁视为骨龄提前，小于 −1 岁则为骨龄落后。比如小明今年 6 岁，骨龄有 8 岁，则骨龄与生活年龄之差为 2 岁，即骨龄提前于生活年龄 2 岁。

骨成熟的过程非常复杂，包括从骨骺软骨生长板到骨骼的转变，这一过程会受到内分泌、营养、环境、遗传等多种因素不同程度的影响，从而导致上述骨龄与生活年龄的不一致。骨龄提前或落后在一定程度上可提示某些疾病，具有临床指导意义。比如性早熟、甲状腺功能亢进、先天性肾上腺皮质增生症、肥胖等多伴有骨龄提前，而生长激素缺乏症、甲状腺功能减退症、长期营养不良等表现为骨龄落后。

骨龄的增长是生长板老化的过程。生长板软骨细胞的增殖能力是有限的，消耗得越快，骨骺也随之成熟、老化，临床上表现为骨龄增长，则会导致生长板剩余增殖潜能下降。一旦骨骺板骨化，个体达到最终成年身高。因此，骨龄明显提前者，骨成熟速度加快，剩余生长潜能减少，则可能导致成年终身高受损。这就好比参加长跑时早早地一顿猛冲把劲儿都用光了，等到要冲刺时已经筋疲力尽提不起速。一般来说，女孩骨龄超过 14 岁，男孩骨龄超过 16 岁，其骨骺线已接近闭合，基本没有长高的机会了。因此，越早了解骨骺线闭合情况，越早干预，孩子长高的可能性才越大（图 3-15）。

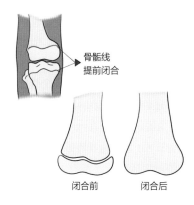

骨骺线
提前闭合

闭合前　　　　闭合后

图 3-15　骨骺线

二、肥胖与骨龄的关系

人类的线性生长按照其生长特征可分为 3 个阶段：宫内和婴儿期、儿童期、青春期，每个阶段具有不同的生长速度。而在不同的阶段出现肥胖，对身高的影响也不同。有研究发现 8～12 岁肥胖男童和 6～12 岁肥胖女童骨龄提前程度大于其余年龄组，提示肥胖可能对青春期前期及儿童期的骨龄影响更大。内分泌激素水平的差异导致不同年龄段肥胖儿童骨龄提前幅度不一。肥胖引起的在儿童期生长加速只是一个暂时的表面现象，它反而因提早消耗了生长板的生长潜能，在青春期呈现出"次正常"的生长状态，从而抵消了暂时加速对成年终身高的影响。所以说，肥胖可能会"偷走"孩子们的身高。

肥胖引起骨龄提前的机制非常复杂，可能与肥胖儿童的体成分和内分泌状态改变有关。BMI 是诊断肥胖症和评价其严重程度最具代表性的方法。BMI 越大，即肥胖程度越重的孩子，骨龄提前可能会越多。可能与以下机制有关：

（1）肥胖儿童体内过量的脂肪组织会产生更多的芳香化酶，芳香化酶可诱导雄激素转化为雌激素，而雌激素是骨骺融合的决定性因素，促进生长板软骨细胞的成熟和凋亡。

（2）肥胖儿童体内血清瘦素水平升高，通过激活骨骺生长板中的瘦素受体，或刺激骨骺生长中心的胰岛素样生长因子 -1（IGF-1）受体，调控生长板的增殖分化。

（3）肥胖儿童体内的肾上腺雄激素水平高于正常体重儿童，被认为是青春发育前儿童生长加速的原因之一。肾上腺雄激素通过直接或间接的作用，促进骨骼成熟，导致骨龄提前。

（4）肥胖儿童体内血清 IGF-1 水平升高，性激素结合球蛋白水平降低，均可能与肥胖儿童骨成熟加速相关。

总之，肥胖儿童骨成熟是受到雌激素、瘦素、肾上腺雄激素、IGF-1、性激素结合球蛋白等在内的多种因素的影响。

此外，有研究认为肥胖儿童伴有并发症者发生骨龄提前的风险更大。儿童肥胖可能伴随各种并发症，包括高胰岛素血症、胰岛素抵抗、高血压、非酒精性脂肪肝和代谢综合征等。其中，胰岛素是影响肥胖生长过程的重要激素。在胰岛素抵抗导致胰岛素水平升高的肥胖患者中，游离的 IGF-1 增多，在一定程度上促进骨成熟，增加线性增长。因此，肥胖儿童需警惕有无合并症、并发症，同时监测骨龄的增长情况，为临床治疗肥胖提供参考。

肥胖儿童的发育通常比同龄孩子早而快，发生性早熟的风险更大。同时也会减少孩子体内促进身高增长的生长激素的分泌，导致孩子成年终身高不理想。而性早熟是因为体内性激素过早过多地分泌，在一定时间内生长迅速，快速长高的同时伴随着骨骺提前闭合，生长期缩短。所以，如果儿童肥胖伴随着性早熟，他们的成年终身高可能会比预期更矮。

综上所述，肥胖可能通过骨成熟加速，骨骺提前闭合，偷走孩子们的身高。因此，评估肥胖儿童的骨龄对于成年终身高的预测非常重要。同时，重视体重管理在一定程度上可减缓青春发育进程，减轻骨成熟的程度，帮助孩子长得更高。

（苏慧萍　苏　喆）

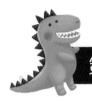

第十一节　儿童心理问题

肥胖的儿童在身体上有不少不良变化，比如身高、体重、内分泌的变化。这些变化，家长们一般都比较容易关注到。但对于孩子心理上的变化，家长们是否注意到了呢？

肥胖儿童，大多数显得体态臃肿、动作缓慢，稍微一活动就容易感到疲倦乏力。这些都容易让肥胖儿童在和同伴的社交过程中受到挫折，也容易受到大人的批评或者忽视。孩子们容易产生自卑心理，会表现为不开心、烦躁、焦虑。有些孩子不愿意参加集体活动，有些孩子会有故意对抗行为，这些行为都会对儿童的心理健康发育带来不利影响，严重的还会导致心理障碍。如果儿童有下列的一些表现，家长要及时关注，必要时就医进行诊断、干预。

一、容易发脾气

这在低年龄段的儿童更容易见到。由于儿童的言语表达能力发展还不完善，在焦虑、烦躁的时候，孩子更容易表现为容易发脾气。孩子可能会因为很小的事情，大喊大叫、大声哭闹，有时候甚至难以安抚。如果和以前比较，孩子的脾气明显变得很大、不可理喻，或者，在非家庭的场合，比如学校，老师也反映孩子变得容易发脾气，家长要及时重视。普通孩子也有发脾气的情况，如果和同龄孩子比较，显得更加容易发脾气，家长也要重视。有些孩子也会显得闷闷不乐，特别在是提到一些和学习、学校有关的事情的时候，这一点平时容易被忽视。

二、伙伴关系恶化

伙伴关系的恶化有两类常见的类型：一是，孩子可能会更加容易和同伴起冲突。家长可能会发现，和以前比较，会收到更多的来自学校、其他家长的反馈，反映孩子不时和不同的小伙伴起冲突，包括言语上的和肢体上的。二是，孩子更喜欢独自待着。比如，更喜欢在家里待着，而不是出去找小伙伴玩。小伙伴主动来找孩子的情况也明显减少。孩子会逐渐显得和伙伴们疏离。疏离可能是孩子主动的——主动拒绝参加伙伴的活动，也可能是被动的——被同伴有意无意"忽视"了。不论是哪种情况，会造成孩子远离社交圈的核心，不利于孩子的健康成长。

三、成绩下降

由于情绪和伙伴关系的问题，孩子会容易对学习产生厌倦、抗拒的情绪。孩子的成绩可能会忽然出现波动，甚至变得很差，这是家长容易觉察到的变化。有些孩子本身有一些学习困难，情绪上的变化，会让这种学习困难的表现更加明显。比如，在课堂上容易走神，作业经常拖拉，对学习显得不耐烦；偏科的情况更加明显，对某些课，特别讨厌，以至于这个科目的成绩下降明显。当孩子出现明显的学习困难、成绩大幅度下降，家长要及时重视，分辨是由于孩子一般的情绪问题影响了学习，还是情绪问题导致了原本有的学习问题更加明显了。如果是后者，比如孩子原本有注意缺陷、多动症的问题，或者阅读障碍，对孩子还需要给予更多关注。

四、学习困难

在学校容易和同伴起冲突，不被认可，容易受到批评指责，会导致孩子对上学厌倦，甚至抗拒。有些孩子会直接说不想去学校，有些孩子上学途中会跑回家。有些孩子还会经常"生病"，家长带着去多方检查，一般都没有发现明显的问题。碰到这种情况，家长也要注意可能是孩子有情绪问题，引起了多处身体不舒服的感觉。

五、自信不足

如果孩子长期不被认可，不论在课堂上还是在同伴关系中，容易形成不自信的表现。孩子自我认可度差，经常会说"我不会""我不懂"。拒绝上台表演、演讲。极少参与主动服务团体的任务。在团体活动中，显得被动消极，极少主动参与到团体的决策，比如主动商量游戏规则。这些都是孩子对自我认可度不高、不够自信、低自尊的表现。

还有其他的一些情况，也会提示肥胖的孩子心理发育过程出现了一些挫折。比如，群体活动中话少，总是低着头；喜欢穿宽大衣服掩饰自己的体型，甚至饮食发生变化；更喜欢玩电子游戏，更喜欢虚拟世界。如果出现了一些和平时表现预期不太一样的行为，家长要及时识别，必要时及时就诊评估，减少负面因素对孩子心理健康发展的不利影响。

（林　鄞）

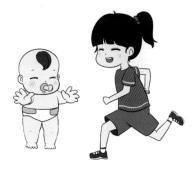

第四章

儿童肥胖的健康管理

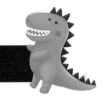

★ 第一节 日常护理

肥胖不仅会对孩子的当前生活产生负面影响，例如学习成绩差，自尊心差和负面的社会后果，而且还会将孩子置于慢性长期疾病的严重风险下，例如 2 型糖尿病、代谢综合征和心血管疾病的风险。

一、正确测量体重

体重秤固定，勿靠墙面，计数要比较敏感，读数要精确到 100 g，婴儿体重要求精确到克，体重小于 15 kg，使用婴儿电子秤。测定前还需对体重秤进行校正。

测量时间固定，每次测量体重的时间点一致。选择晨起、空腹、排空大小便后进行会更加准确。

服装固定，衣着对体重有影响，尤其是鞋子。只要条件允许，尽可能只着内衣裤测量。

测量的姿势正确，稳立于体重秤中央，体重秤指针稳定后再读数。3 岁以下儿童，卧位测量，勿使肢体碰到周围墙面、桌面，保护孩子，防止跌落 / 摔下，记得去除尿片噢。

测量次数：6个月以内的婴儿最好每个月一次，6～12月每2个月一次，1～2岁每3个月一次，3～6岁每半年一次，6岁以上每年一次。

二、日常健康习惯目标

5 210目标，即5种或更多的水果和蔬菜，2小时或更少的屏幕时间，1小时或更多的体育锻炼，0含糖饮料，更多水和低脂牛奶。

具体措施如下：

（一）饮食

1. 限制家庭中不健康食物的数量　限制含糖饮料，含糖饮料通常含糖量高，饱腹感强，但营养成分不足，不能满足体能需要及生长发育需要。

2. 每天吃早餐　健康的早餐，可以改善儿童全天的健康状况和整体营养状况，还有助于全天保持膳食能量摄入的均匀。

3. 尽可能多陪同用餐　家庭成员应尽可能在餐桌旁同时用餐，使用较小的盘子，尽量减少吃快餐或限制外出就餐，不提供食物奖励。

4. 牛奶和奶制品可以获得钙、维生素D和其他微量营养素等。但要注意牛奶的含脂量较高。水果和蔬菜可提高饱腹感。

（二）控制电子产品

2岁以下的孩子应尽量限制使用手机、平板电脑、电视等电子产品，减少视屏时间。

（三）运动

保持每天30～45分钟中等强度的活动，每周3～5天。

1. 2 岁以下的孩子可以在家长的看护下进行自由活动或其他的户外活动。例如游戏、奔跑、游泳、翻滚等。学龄前儿童可以开始步行可以忍受的距离，并减少汽车和婴儿车出行。

2. 学龄儿童可以每天进行 60 分钟及以上的体育锻炼，每周至少进行 3 天的肌肉和骨骼增强活动，例如体操、跳绳、跑步等。

3. 根据年龄及适应能力，每周增加 10% 的活动量，以达到运动效果并防止受伤。

4. 父母成为好榜样。

三、睡眠

良好的睡眠每增加 1 个小时，肥胖的风险会降低 9%。0 ～ 5 岁儿童应该保证每天 11 个小时以上的睡眠，5 ～ 10 岁儿童保证每天 9 个小时以上的睡眠，10 岁以上儿童保证每天 9 小时以上的睡眠。

睡前避免过饱。保持精神愉快，不进行剧烈活动和强烈的情绪冲击，如批评、观看恐怖影片等。建立睡前仪式感，完成沐浴、阅读等活动，形成规律。

四、清洁

1. 肥胖患儿皮肤皱褶深，汗多。清洁尤为重要。要确保所有部位都得到适当清洁，不要错过任何难以清洁到的地方。

2. 每天清洁牙齿 2 ～ 3 次。教会孩子正确刷牙，可以学习使用"牙线"，刷牙时间要足够，可以尝试让孩子选一首喜欢的歌曲，在播放歌曲的时间内一直刷牙直到结束。

3. 换洗衣服　帮助孩子养成每日更换衣物的习惯。

五、预防

每年进行一次饮食、身体活动或久坐行为的评估。

建议从 3 岁开始，所有儿童均应每年检查血压。肥胖和许多疾病相关，因此应注意患儿睡眠时是否有大声打鼾、呼吸暂停现象。这会造成睡眠效果差、注意力不集中、学习成绩变差。

最后，鼓励小朋友养成良好的健康习惯，这一过程通常需要 3～6 个月的时间。这对小朋友来说比较困难。所以家长的示范作用非常重要。可以先确定一个小目标，取得成果后在下个月进行目标的更改。随着时间的流逝，继续维持良好的行为，以达到加强健康习惯的作用。

每一点改变都值得表扬和鼓励，每个月都要看到孩子的进步。让孩子参与到计划的制订中，尊重小朋友的自主选择权。建立愉快的亲子关系不仅有利于身体健康，还会增强孩子的幸福感。

（刘春妍）

★ 第二节 运动处方

在这个全民健身的时代，运动已潜移默化成为普通大众预防及治疗疾病的特殊"药物"。运动减肥相比饮食控制、药物控制而言更具安全、可行及有效性。因此，在体重管理方面肥胖儿童更加青睐运动减肥方式。运动减肥就像一把双刃剑，有利有弊。那么如何规避运动风险，安全有效地实现运动减肥呢？运动减肥实施前应注意哪些呢？运动减肥该如何顺利进行呢？运动减肥应遵循哪些原则呢？

一、运动减肥前的评估

运动减肥的核心要素是具备优良的运动处方，然而制定运动处方前需对肥胖儿童进行系统的康复评定。因为康复评定是制定个体化、精准化的运动处方的前提。评定目的是了解机体一般情况，明确个体运动处方的适应证及禁忌证。康复评定内容包括：心肺运动功能评估、简易运动评估、运动功能评估。

（一）心肺运动功能评估

可选择活动平板（跑台）、上臂或下肢功率车、气体代谢系统等装置评估目前患儿心肺功能状态，明确目前心肺功能及病变严重程度或预后；也可在运动处方实施一段时间后进行疗效评估，为制定运动处方提供定量理论依据。评估心肺运动能力也可选择简易运动评估试验，如定量步行试验（6分钟步行试验）、定距离行走试验等。

（二）运动功能评估

评估内容包括步态分析（肢体关节活动度、肌肉力量及耐力）、姿势管理、平衡功能、骨密度及既往运动损伤史。

1. 步态分析　主要评估膝踝关节活动度及稳定性，是否存在生物力学对位对线异常，四肢肌力及肌肉耐力是否降低，是否存在扁平足、内八步态、外八步态、O形腿、X形腿等异常姿势。目的为参考步态分析结果制定个体化运动处方，进而提高下肢稳定性，改善本体感觉，增加肌肉力量，改善异常步态。调整足部压力重新分布，避免地面反作用力对足底的高负荷影响，降低足部畸形发生率及肌肉损伤风险。

2. 姿势平衡功能　肥胖儿童平衡功能差会增加体育活动时跌倒及损伤风险，运动处方实施初期应重点加强平衡训练，如在稳定及不稳定平面、睁眼及闭眼情况下分别进行静态及动态平衡训练。

3. 骨骼强度　骨骼强度监测可通过测量骨密度，了解骨折发生风险及骨骼损伤、疼痛风险。对于骨密度较低的儿童，建议首选游泳、骑自行车或功率车等非负重训练方式，后逐渐过渡至负重训练。

4. 运动损伤史　肥胖儿童既往有运动损伤史会增加二次运动损伤风险。运动处方的制定需充分考虑到运动损伤风险性增高，运动项目选择及运动强度实施过程中需做好监测。

康复评定目的是明确肥胖儿童目前心肺运动能力，对运动损伤风险进行评估及预测，是精准个性化运动处方实施的前提。然而康复评定内容需在专业人士指导下进行，建议就诊当地正规医院进行评估。康复评估后可制定运动处方，那么什么是运动处方？如何安全有效的设置运动处方呢？

二、运动处方的具体内容

运动处方是用处方的形式制定适宜自身并达到目的的一种运动疗法。肥胖儿童运动处方的目的为健康地管理体重。青少年时期是行为习惯养成的最佳时期，因此肥胖儿童实施运动处方首先应明确为体重管理及培养良好运动习惯。运动时需保证儿童正常生长发育所需营养，不可过度节食或过度运动。运动处方的内容包括运动强度（运动时间、运动量及运动频率）、运动项目及运动注意事项。

（一）运动强度

当前国际通用的运动强度指标描述为"最适运动心率"，它是主要反映运动强度的大小指标。我们建议青少年运动时佩戴运动手环或电子设备中下载可监控心率的 APP，时刻监测心率，调整运动强度。美国及英国运动医学会推荐青少年每周至少需进行 150 分钟的中等强度锻炼。我们推荐肥胖儿童的运动强度为中等强度有氧运动 [（60%~ 75%）× 最大心率]。运动时应达到个人最大心率的 60%~ 70%，运动初期心率可稍微偏低（100 ~ 110 次 /min），运动过程中最大强度不超过（50%~ 60%）最大氧耗量（$VO_{2\,max}$），见表 4-1。运动持续时间 30 ~ 40 min/ 次，3 ~ 5 次 / 周，持续 90 天以上。最大心率（次 /min）=220 – 年龄（岁），心力储备 = 最大心率 – 安静心率，最适运动心率 = 心力储备 ×75% + 安静心率（表 4-1，表 4-2）。

表 4-1　运动强度的自我判断方法

运动强度	运动强度的自我感觉	相当于最大氧耗量的百分数（$VO_{2\,max}$）
最大	全身难受，呼吸困难	100%
较大	与最大强度感觉相似，感觉呼吸相对比较困难	90%
大	喉咙干燥，口渴，想停止运动	80%
中	感觉紧张、不安，汗流浃背	70%
中下	具有充实感，出汗	60%
小	可出汗，也可不出汗	50%
轻	心情比较顺畅	40%
较轻	心情愉快，希望继续运动	30%

表 4-2　不同体能的肥胖儿童有氧训练时的适宜心率

体能水平	最大心率	最适运动心率	有氧运动强度
良好	220－年龄	（70%~85%）× 最大心率	大强度
一般	220－年龄	（60%~75%）× 最大心率	中等强度
不佳	220－年龄	（50%~70%）× 最大心率	小强度

由于青少年运动强度存在明显的个体差异，因此运动强度的选

择需由专业医生或康复评估从业人员综合评估后制定。但我们需明确肥胖儿童运动强度不宜过大。运动强度的制定不仅需考虑肥胖儿童的高体重负荷对肌肉、关节等有损骨骼肌肉系统影响，而且需考虑肥胖患儿目前心肺功能状态。在运动初期，运动心率控制在100～110 次/min，当运动强度达到（50%～60%）$VO_{2\,max}$ 时视为有氧运动的最终强度，一般不超过 60% $VO_{2\,max}$。研究显示，运动时间低于 20 分钟无法消耗脂肪，运动时间超过 40 分钟后体内游离脂肪酸消耗量增加。然而，随着运动时间持续延长，体内脂肪消耗的比例反而减少，因此我们推荐运动持续时间为 30～40 分钟。有研究表明，随着运动频率的增加儿童排斥及厌恶情绪会加重而被迫终止运动，因此我们建议运动频率为每周 3～5 次。也有研究表明，每周进行 150 分钟中等强度运动，可减低 0～2 kg 体重；而当运动时间超过 225 min/周后，可减轻自身体重的 5%～8%。因为运动前期（运动开始至运动 1 周内）基本上只消耗少量糖类，1 周后体内肌肉脂肪分解酶活性加强才能降低血脂。因此运动应持之以恒，建议运动时间持续 90 天以上体重减轻效果更明显。

（二）运动项目

有氧运动是肥胖儿童最常选择的运动项目。有氧运动可调节机体代谢功能，促进脂肪分解，增加能量消耗，可降低血浆胰岛素水平，有助于机体提高有氧代谢能力，增强运动能力。肥胖儿童由于自身体重较大、心肺功能不佳、运动耐力不足等特点，因此在选择有氧运动项目方式中也应尽量做到因人而异。我们建议低龄肥胖儿童（0～6 岁）首选以身体移动为主的，具有较强娱乐性的有氧运动项目如散步、游泳、跳绳、踢球、打篮球、接力跑、做各种游戏等。针对 6 岁以上肥胖儿童可选择踢球、慢跑、游泳、骑车，功率自行车、运动平板、有氧训练操等有氧训练结合力量训练，也可辅助性增加球类运动，提高运动效果。接下来介绍几种使用频率较高的有氧运动项目。

1. 水中运动　水中运动包括游泳、水中步行、跳水、戏水等。肥胖儿童在水中时由于浮力作用可减轻下肢膝、踝、足等部位负重，运动时轻松省力，不仅可避免关节损伤，还可以矫正不良姿势，而且在水中基础能量代谢加速。

2. 步行与跑步　这是简单易行的有氧运动项目。①步行时需双眼目视前方，双肩放松，挺胸收腹，步距相当，速度适中，呼吸自如，两臂有节奏随步行前后摆动。我们建议肥胖儿童的慢走步速为 70～90 步 /min，正常步速为 90～120 步 /min，快走步速为 120～140 步 /min，每天至少走 10 000 步，才能达到减肥的效果。②跑步适用于轻中度肥胖者，我们建议肥胖儿童跑步时佩戴适合自己的护膝护踝以增加关节稳定性，预防运动损伤。初跑者运动初期以慢跑为主、跑走交替等方式进行。肥胖儿童的跑步运动强度为 20～30 min/d，5～6 次 / 周，也可隔日一次。随着运动时间的延长，身体素质的提高，可逐渐增加运动量至 45～60 min/ 次，3～5 次 / 周。但运动负荷量的增加不应超过 10% 原则（"10% 原则" 即增加运动量或运动强度不得超过上周运动量或运动强度的 10%）。

3. 骑自行车或平衡车　这是一种周期性的有氧运动，在强化心肺功能的同时对关节损伤较小。我们建议肥胖儿童的骑车处方为：骑车时间 30 分钟以上，骑车速度适中，最适运动心率控制在 120～140 次 /min。骑车必须注意姿势正确，自行车及平衡车的型号需与儿童身高相适应，车座高度调整至蹬车时双腿能伸直。正确的骑行姿势为两肩放松，两臂伸直，躯干上半部稍前倾，避免背部异常姿势，蹬车前行时尽量避免上半部躯干左右摇摆，以增强锻炼效果。长期错误的骑行姿势易导致驼背、上肢肌肉力量不均衡等。

4．有氧训练操　包括有氧搏击训练、有氧杠铃、健美操等，一般建议 6 岁以上儿童参与。健身操在降低肥胖儿童体重及体脂率的同时也可增加肌肉量，因体操运动时全身参与的肌群较多，有氧代谢增加，可有效改善心肺功能及运动能力。针对 7 岁以上肥胖儿童建议有氧运动结合力量训练，这样才能更有效地减轻体重。由于青少年的平衡及姿势控制技能水平的发育需 7 ~ 8 岁时才能成熟至成人水平，因此 7 岁以下儿童不宜参加力量训练。

5．力量训练　优势为在不影响下肢生物力线、骨骼生长板及心血管系统的同时可以提高肌肉力量及耐力，提高基础代谢，提高胰岛素敏感性，降低血脂。缺点为它对肌肉负荷量较大，易造成肌肉、肌腱、韧带牵拉伤，肌肉劳损发生风险高达 40% ~ 70%。因此青少年儿童需在专业人员指导下进行力量训练，降低运动损伤风险，预防肌肉骨骼损伤及疼痛发生。研究表明，当力量训练频率大于 4 次 / 周时，机体因过度使用而增加运动损伤风险，而当力量训练频率小于 2 次 / 周时，达不到运动训练的目的。因此，我们建议肥胖儿童力量训练强度为：2 ~ 3 次 / 周，20 ~ 30 min/ 次，每次进行 2 ~ 3 组动作（每组动作 8 ~ 15 次），持续时间至少 8 周。力量训练的初始负荷量设置为 60% 最大负荷量，随着力量训练进展，当持续 8 ~ 15 次重复后，青少年能熟练掌握运动技能后再逐渐增加训练负荷。增加负荷量依然遵循"10% 原则"，即每周增加训练负荷强度低于 10%。因为这样的低负荷重复训练模式，可提高肌肉耐力。力量训练的肌群尽可能涉及全身肌肉，尤其是核心肌群。力量训练的具体方式可包括：跳跃击掌、平板支撑、俯卧撑、仰卧起坐、高抬腿、深蹲等。具有以下基础疾病儿童应禁忌参与力量训练：肥大性心肌病、伴有心室肥厚的限制型心肌病或重度肺动脉高压、癫痫。

三、低龄儿童的运动处方

肥胖儿童运动处方选择的难点及解决措施：低龄肥胖儿童（0～6岁）在运动过程中易出现注意力不集中、耐心不足、自制力不足等情况。因此，运动方式的选择应具备趣味性、生活化，激发低龄儿童进行运动的内在动机，提高运动依从性。我们可引导低龄儿童进行模仿性运动，也可选择户外运动激发低龄肥胖儿运动兴趣。其次我们可以使运动生活化：打破运动场地、活动类型等地域或时间的局限性，让肥胖儿童参与家务劳动，看电视、听音乐时可做肌肉拉伸及力量训练等。这些充满生活气息的运动方式既能增加肥胖儿童的锻炼意识，又能养成良好生活习惯。建议家长或同伴能共同参与，研究显示团体训练效果优于个体训练。建议家长掌握部分运动处方的内容及原则，保证儿童运动处方的完成质量。

四、运动处方实施过程中的注意事项

儿童运动减肥首先要明确青少年儿童不是成人，要摒弃成人减肥的原则与思路。医务人员在设置运动处方时不仅需评估心肺运动功能，也应考虑到青少年儿童阶段生长发育特点及运动方式，了解机体一般情况、做好运动前后准备工作。在运动服装选择方面，建议优先选择面料材质舒适、宽松兼具透气性好的衣服。鞋子需具备良好透气性，一般选择运动鞋时前脚掌宽松、后足跟具备良好的包绕固定性能，足弓处有支撑。运动前准备活动因运动地点、饮食及个体不同喜好而不同。建议肥胖儿童运动前热身时间为10～15分钟，热身活动与运动时间不宜间隔太久，热身运动强度以身体发暖，微微出汗即可，自我感觉身体放松、情绪饱满即可。运动后需

做大约 5 分钟的渐进式低强度的冷却运动即"恢复整理运动"。运动过程中突然停止下来会引起血液中游离脂肪酸急剧升高，从而并发严重的心律不齐，有猝死的风险。因此运动结束后，需要恢复整理运动。

肥胖儿童的运动减肥任重而道远，我们建议肥胖儿童在遵循安全性、有效性、趣味性、可行性、长期性、个体化的运动原则的同时做好个人体重管理，希望肥胖儿童能更健康更快乐地运动与生活！

（郜　莉　负国俊）

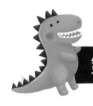

第三节 饮食管理

肥胖是能量代谢失去平衡，摄入超过消耗，造成脂肪在体内过度堆积而引起的一种慢性营养性疾病。通常用BMI来判定，将BMI的第85百分位（P85）和第95百分位（P95）分别定位超重和肥胖的界值点。

一、不同年龄儿童体重控制的目标

儿童青少年仍处在生长发育期，因此应避免快速减轻体重，维持目前体重或减缓体重增加速度就能减低BMI。可以依据年龄的BMI严重程度来调整减重的目标（表4-3）。

表4-3 不同年龄儿童体重控制的目标

年龄/岁	BMI	体重控制目标
2~5	P85~P94	维持目前体重或减缓体重增加速度
	>P95	维持目前体重直到BMI<P85；如果需要减体重，不超过0.5 kg/月

续表

年龄 / 岁	BMI	体重控制目标
6 ~ 11	P85 ~ P94	维持目前体重或减缓体重增加速度
	P95 ~ P99	体重维持直到 BMI < P85；或缓慢减重，但不超过 0.5 kg/ 月
	> P99	需要减重，≤ 1 kg/ 周
12 ~ 18	P85 ~ P94	维持目前体重直到 BMI < P85；或缓慢减重
	P95 ~ P99	减重直到 BMI < P85，不超过 1 kg/ 周
	> P99	需要减重，但不超过 1 kg/ 周

二、营养治疗

正常人体从食物中摄取能量，然后消耗在维持生理功能、生长发育、体力活动上。如果能量摄取多于消耗，多余的不论是脂肪、糖类还是蛋白质，经过一系列的消化吸收，最终多余的能量都会以脂肪的形式贮存于体内，使人逐渐胖起来。如何在不影响儿童生长发育的情况下进行科学合理的减重呢，营养治疗是儿童青少年肥胖首选的一线治疗方式。目前国内外对肥胖的饮食管理有推荐采用限制能量平衡膳食、高蛋白膳食、轻断食膳食以及生酮饮食等。针对儿童，我们推荐平衡膳食模式，其宏量营养素的摄入比例应符合平衡膳食的要求。儿童青少年减重需通过评估生长发育状况、肥胖程度和饮食习惯等制定个性化的减重方案，适当限制热量，且不能影响生长发育。限制能量平衡膳食对于延长寿命、延迟衰老相关疾病的发生具有明确干预作用。

（一）适当降低摄入总能量

对于减肥膳食，控制总热量比调节三大营养素的比例更重要。有资料显示一周若要减重 0.45～0.90 kg，能量摄入应该减少 2 000～4 000 kJ/d。减重 1 kg 需要负能量约 30 800 kJ。肥胖的儿童每天摄入多少热量，目前尚无一致性的意见。但不推荐极低热量膳食（< 3 200 kJ/d），短期可以减重，但是长期效果不明确，且导致瘦体重下降，会增加胆结石等并发症的风险。中国居民膳食指南指出：对于肥胖者，饮食调整的原则是在控制能量的基础上平衡膳食，并建议能量摄入减少 1 200～2 000 kJ/d。也可以参考儿童青少年糖尿病营养治疗专家共识的推荐能量：总能量（kJ）= 4 ×（1 000 + 年龄 × 系数）（公式系数：70～100）。公式系数可结合年龄选择：< 3 岁按 100，3～6 岁按 90，7～10 岁按 80，大于 10 岁按 70；再根据儿童的营养情况、体力活动量及应激状况等因素调整为个体化的能量推荐值。坚持能量限制对于肥胖干预是有效的饮食策略。但实际上每天以热量的方式计算摄入量执行起来比较困难；对儿童青少年最常用的是从食物中剔除高脂肪、高能量食物和高血糖指数食物，利用"红黄绿指示灯"对食物进行标识，利于孩子选择。根据能量密度对食物进行分类，低能量的食物被贴上"绿色"的标签，可以自由摄入；中等热量的食物被标注为"黄色"的标签，需要谨慎摄入；而高热量的食物被贴上"红色"标签，则尽量避免摄入。这种做法可以提高孩子们对新食物的兴趣，有助于他们更好地执行（表 4-4）。

表4-4　食物的交通灯

分类	绿灯食品 （鼓励食用）	黄灯食品 （控制食用量）	红灯食品 （不建议食用）
食物举例	主食：未经加工的全谷物、薯类等 奶类：低脂/脱脂奶、无糖酸奶 肉禽水产：各种瘦肉、鱼类、水煮蛋 豆制品：无糖豆浆、豆花、豆干 新鲜蔬菜、水果	主食：炒饭、炒面、甜咸面包 奶类：全脂奶、冰激凌 肉禽水产：油煎炸肉鱼类、肉松、火腿 豆制品：油炸的各式豆制品 大油炒青菜、纯果汁	主食：炸薯条、方便面、爆米花 肉类：五花肉、香肠、猪皮、鸡皮、炸鸡 其他：奶油蛋糕、糖果、巧克力、含糖饮料
说明	含有人体必需的营养素，每天必须摄取的食物	含有人体必需的营养素，但糖、脂肪或盐分过高，需要限量的食物	只提供热量、糖、油脂和盐分，而其他的营养素较少

（二）碳水化合物与减肥

适宜的碳水化合物比例或提高碳水化合物的质量可以达到限制能量摄入的目标。中国居民膳食指南推荐碳水化合物的比例占全天总能量的50%～65%，减重时可以适当降低碳水化合物的比例，但建议不低于50%，否则可能影响儿童的生长发育；低碳水化合物饮食在减肥初期（前6个月）体重下降更明显，但长期效果（1年及以上）并不比低脂膳食或均衡的健康膳食等其他减肥食谱更具有优势。过低的碳水化合物比例会导致膳食模式不平衡，且长期的安全性还需要更多的研究来支持。

提高碳水化合物的质量也是非常重要的，选择健康的低升糖指数的碳水化合物对于血糖控制更有利，可以维持更长时间的饱腹

感，减少下一次的热量摄入，从而
达到限制能量摄入。常见的全谷物
有小麦、燕麦、糙米、小米、大黄
米、高粱、黑米、紫米、薏米等，
也包括已经磨成粉或压扁压碎的粮
食，比如全麦粉、燕麦片等。全谷
物富含膳食纤维，提供的能量相对
较低，但保留了更多的蛋白质、脂
肪、B族维生素、维生素E、钙、
铁等矿物质（图4-1）。很多研究

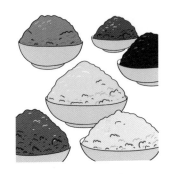

图4-1 全谷物食物

表明，增加全谷物的摄入对预防2型糖尿病、心血管疾病、癌症、
肥胖等具有潜在的有益作用。

中国居民膳食指南对于全谷物食品的推荐是至少一半是全谷
物，儿童可以适当少吃一些。每天的全谷物可以占谷物的1/3。例
如，1份糙米+2份精米做成糙米饭；1份全麦面粉+2份白面粉制
成的全麦面包。全谷物口感比较粗糙，可以在烹调上下一些功夫，
如提前用水浸泡数小时，适当延长烹调时间等。但是要避免选择加
工过的食品。

（三）合理蛋白质的摄入

蛋白质是儿童期生长发育必不可少的营养成分，能增强机体的
氧化作用，增加饱腹感，并且产生的食物相关热效应强，相当于
其本身热量的20%～30%，在体重减轻过程中，能逐步减少体脂，
保持瘦体重。

由于限制能量平衡膳食降低了总能量的摄入，这必然会导致产
热的宏量营养素摄入的减少。因此，适当提高蛋白质供给量比例
（15%～20%）不仅可以在减重过程中维持氮平衡，同时还具有降

低心血管疾病风险、增加骨矿物质含量等作用。婴儿期高蛋白的摄入是导致儿童后期超重和肥胖发生的一个危险因素。由于母乳喂养可以降低超重和肥胖的风险，因此新生儿期尽可能采取母乳喂养，并适当延长母乳喂养的时间。肥胖合并肾功能异常的儿童，其饮食中需要限制蛋白的摄入。

建议优质蛋白供给量占总蛋白的1/2。优质蛋白包括鱼虾、肉禽和奶制品在内的动物蛋白以及豆类及其制品的植物蛋白等。肉类含有较多的脂肪和胆固醇，建议选择瘦肉，每个年龄段的儿童摄入量应维持在适宜的范围（表4-5）。每天1个鸡蛋的摄入带来的营养效益高于其所含有的胆固醇的影响。

肥胖儿童多伴有高尿酸血症，多饮水的同时需要限制饮食中嘌呤的摄入，高嘌呤的食物主要有动物内脏、贝类海鲜及干豆类等。

表4-5 各年龄段儿童畜禽水产品、蛋类、乳制品的推荐摄入量

食物类别	单位	幼儿/岁		儿童青少年/岁		
		2～	4～	7～	11～	14～
畜禽肉	g/d	15～25	25～40	40	50	50～75
蛋类	g/d	20～25	25	25～40	40～50	50
水产品	g/d	15～20	20～40	40	50	50～75
乳制品	ml	350～500	350～500	350	300	300

（四）控制脂肪的供能

三大营养素中，脂肪的热量最高，1 g脂肪的热量为36 kJ，而

蛋白质和碳水化合物 1 g 只有 16 kJ。多项研究证实限制能量平衡膳食的脂肪供能比例应与正常膳食（20%~30%）一致。儿童青少年每天烹调用油 20~25 g，摄入过多会导致能量超标。WHO 建议脂肪的摄入量应该不超过每天总能量的 30%。脂肪分为饱和脂肪酸和不饱和脂肪酸，其中不饱和脂肪酸再分为单和多不饱和脂肪酸（图 4-2）。饱和脂肪酸的摄入不超过 10%，但应保证必需脂肪酸的供给。选用富含不饱和脂肪酸的植物油，避免反式脂肪。当儿童青少年饮食中多不饱和脂肪酸的占比大，其体脂百分比及内脏脂肪含量会下降，瘦体重会增多。补充海鱼或鱼油制剂的研究均报道 ω-3 多不饱和脂肪酸对肥胖者动脉弹性、收缩压、心率、血甘油三酯等均有明显改善，可增强减重效果。坚持定量用油，选择蒸、煮、炖、焖、水滑、拌等，都可以减少用油量，少吃油炸食品，控制总脂肪摄入量。

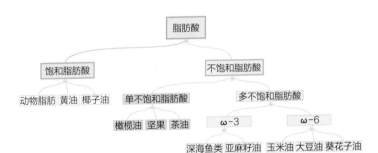

图 4-2　脂肪酸的分类

（五）多吃蔬菜和水果

蔬菜和水果是维生素、矿物质、膳食纤维的重要来源，且能量低，对满足人体微量营养素的需要、保持人体肠道正常功能以及降低慢性病的发生等有重要作用。蔬菜摄入量低、水果摄入长期不足成为制约平衡膳食和导致某些微量营养素缺乏的重要原因。提倡餐餐有蔬菜，推荐每天摄入 300～500 g，蔬菜种类丰富，深色蔬菜（指深绿色、红色、橘红色和紫红色蔬菜）应占 1/2。适合生吃的蔬菜，如番茄、黄瓜，可以作为饭前饭后的零食。淀粉含量较多的蔬菜如（土豆、芋头、南瓜、山药、莲藕等）碳水化合物含量高，相对而言能量也高，作为蔬菜食用时，要注意减少主食量。天天吃水果，水果含碳水化合物较蔬菜高，在 5%～30% 之间，推荐每天摄入 200～350 g 的新鲜水果，减肥者可选用柚子、柠檬、草莓、苹果、桃、橙子等水果，减少柿子、枣、荔枝、榴莲和桂圆等含糖量多的水果。果汁不能代替鲜果。

（六）微量营养素摄入与肥胖

肥胖存在"营养过剩"和"营养素缺乏"两种状态，我们称为营养失衡。体内过剩的是脂肪和热量，易缺乏的是矿物质、维生素、膳食纤维等。有调查显示，肥胖儿童的维生素和矿物质水平仅为正常体重儿童的 50%～80%。减肥的目的是减掉体内过剩的脂肪，补充缺乏的维生素和矿物质。

有研究发现肥胖儿童的血清锌、硒和铁的水平低，但血清铜的水平高。维生素 D 水平与儿童肥胖呈负相关，国外数据显示有近50% 肥胖儿童出现严重的维生素 D 缺乏，而仅有 19% 肥胖儿童维生素 D 水平正常。在减重干预的同时补充维生素 D 和钙可以增强减重效果。

如果超重和肥胖儿童过分限制饮食，他们很可能会出现多种维生素和矿物质摄入不足或缺乏，从而加重肥胖程度及导致其他并发症的发生和发展，适当补充维生素和矿物质是超重和肥胖辅助治疗的重要部分。

（七）良好的饮食习惯

养成定时定量进食的好习惯，早餐尤其注意合理搭配，中餐或午餐要保证孩子吃够谷类，搭配适量肉类和蔬菜。根据具体情况适当加餐，补充一些奶制品、低热量的水果、蔬菜及杂粮食品。尽量在家中就餐，采用蒸、煮、烧等烹饪方式，忌用煎、炸。避免进食高热量的食物。不暴饮暴食。多喝白开水，避免饮用含糖饮料。进餐时，要细嚼慢咽、专注饮食。避免随意进食。

肥胖的治疗比较困难，目前尚无特效的方法，重点在于预防。儿童应更注重健康饮食素养的培养，改变不良的饮食、运动等生活习惯，倡导健康生活方式，并长期坚持才能减重成功（图4-3）。

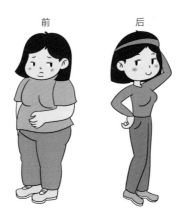

前　　　　　后

图4-3　减重前后体形对比

（肖海荣　魏菊荣）

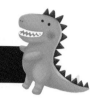

★ 第四节　行为管理

> 我暴食的时候完全不知道自己在吃什么，甚至需要时间拼命回忆才能想起来。我觉得甚至用"吃"都不足以形容，用"吞咽"或者"塞"都不为过。我不知道自己为什么要吃，不知道自己在吃什么，但我觉得暴食缓解了当时的焦虑。进食速度很快，用狼吞虎咽风卷残云来形容，完全不为过。但我并不饿，是真的不饿。
>
> —— 一个暴食症患者的自白

一、暴食症

暴食症（binge eating disorder，BED）是指在一段固定时间内的进食量超出大多数人的食物量，其中一个主要特征是在进食的过程中失去控制感，个体感觉不能停止或控制进食品种或数量。暴食发作的过程中，个体进食速度比正常情况要快得多，在无饥饿感时进食大量食物，直到出现不舒服的饱腹感。在儿童青少年群体中，体重超标并不意味着一定会患有暴食症，同样，正常体重和标准体型的孩子也存在罹患暴食症的风险。

青少年和成年早期群体为罹患暴食症的主要群体，主要表现为周期性大量、快速进食，其中对女性的影响比对男性更为显著，暴食症患者中，90%～95%是女性，女性罹患轻度暴食症的比例是男性的5.6倍。暴食症与神经性贪食症、神经性厌食症都属于饮食失调，其中暴食症与神经性贪食症的区别是，后者会采取不恰当的补偿措施防止体重增加，如催吐、使用导泻剂、过度运动等。

二、为什么会患有暴食症

暴食症的成因复杂，由基因和环境共同作用所致，遗传因素导致者占41%～57%。其中，暴食发作的风险因素往往与压力有关，出现较为严重暴食行为的个体往往感知到高水平的压力。暴食症患者往往有较低的挫折耐受力，过度的进食更多成为一种应对负性情绪的调节方式，在暴食行为发生后，这部分个体的负性情绪会有所下降。暴饮暴食是个体在面对压力面前自我安抚的一种方式。然而暴食行为往往会让个体觉得难堪，在暴食之后，一部分人会厌恶自己，并陷入抑郁、内疚等更强的负性情绪中。同时，个体的较高的冲动性，低自尊以及人际关系不良均可成为暴食症的诱因。

暴食症患者过度进食大多有深层的心理成因，常常与过往的创伤相关。如下的创伤或应激性事件都是暴食症的诱因，包括但不仅限于：①身体或情感虐待；②性虐待；③情感忽视；④家庭张力和冲突较大；⑤父母离婚；⑥重要亲人去世；⑦重复性的公开羞辱；⑧霸凌；⑨危及生命的经历；⑩社交边缘化。

当创伤经历并没有得到适时的处理和解决时，儿童青少年容易产生应激反应，被失控的情绪和过度的思考压倒。他们把这些强烈的情绪和思想"压抑"到头脑中，就犹如他们把过量的食物"塞入"身体里。

在患有暴食症的成年人群的心理治疗工作中发现,暴饮暴食的失控感是患者重新激活过往痛苦体验的反映。相比于神经性厌食症患者,二者在早期均有不同程度地被虐待史,而后者暴食过程中的失控感可能与过往创伤经历中的无助体验相关,暴食后的过度补偿行为(如催吐或禁食)可能是个体一种重新获得控制感的方式。除了创伤经历之外,很多成年患者在回忆早年经历中都表明感受到身边重要的家人或朋友对他们情绪、需要的忽视以及贬损。一些话语比如"别哭了,这些都很正常""你这种反应也太夸张了,真的玻璃心"等会传达给孩子一个信息:我不能说,我这些感觉是不对的,在这里我表达自己的感受并不安全。因此,一些孩子会转向用食物来安抚他们内在感受到的强烈的情绪。

最后,在成年人暴食症患者的治疗过程中,最常回顾的童年经历也包括父母对孩子饮食的限制。父母的本意是好的,希望帮助超重或肥胖的孩子减轻体重,但如果过度监控孩子摄入的食物,容易让孩子对自身的身材产生羞耻感:由于胖,所以他们不够好,继而害怕让父母失望的恐惧则容易触发暴饮暴食的行为。

在家庭环境中,父母若采取"工具性喂养"的方式也会影响子女的进食行为。工具性喂养指的是当子女表现出正确行为时,父母会用食物给予子女奖励,相反则用剥夺食物作为错误行为的惩罚。这种喂养方式容易让子女把进食当成处理问题的方式。

三、暴食症的早期识别

暴食症群体对于无法受控的过量进食往往都有较大的羞耻感,患者因为觉得难堪而采取单独进食,并尽可能地隐藏暴饮暴食行为。暴食行为的隐秘性使家长更难察觉孩子的暴食行为。因此，及时察觉孩子的暴食行为信号尤为重要。以下列举受暴食症影响的儿童或青少年最常见的行为信号：

（1）你会发现在孩子的背包、卧室、家里的卫生间或其他孩子可能单独待过的地方有很多空的食物包装袋/盒。很多时候这些空的食物包装袋/盒都是被藏起来的，可能塞在床下面、抽屉的缝隙或故意塞到垃圾桶的底部。

（2）孩子似乎对食物过分地着迷，聊天的主题大部分都是吃的，如零食、下一顿饭要吃什么、在超市要买什么吃的、他们下次要去什么餐馆等。很多成年的暴食症患者表明他们一天想得最多的主题都是食物，因此对于患有暴食症的儿童青少年而言，他们在一天当中会花很多认知能量在食物上。

（3）孩子吃东西的速度异常快，每口摄入的食物份量也较多（狼吞虎咽），或者看起来吃得很少但体重却还在增加。

（4）在每次孩子情绪低落或压力较大的时候，孩子即使不饿也会去找东西吃。他们也许会说"今天真的好烦，我需要吃个蛋糕"或者"吃个薯条让我感觉好多了"等话语。

（5）在没有用药的情况下，孩子的体重增长速度超出了与年龄相符的体重增长，他们的体重可能浮动较大。研究表明70%患有暴食症的成年人通常都超重或肥胖。很多暴食的人群都会在暴饮暴食后尝试减重，陷入了"暴食——减重——暴食——减重"的恶性循环。现在虽然没有确切的数据表明在肥胖症的儿童群体中伴随着暴食的症状，但是从罹患暴食症的成年人的体重变动模式中，我们可以推测暴食症儿童青少年的体重变化模式可能与之相似。

（6）你的孩子可能会表现出抑郁或焦虑的症状，超过一半的罹患暴食症的儿童同时患有抑郁症，表现形式可能是厌学或其他逃避责任，如社交退却、愤怒和敌意情绪的增加、嗜睡、在家中大部分时间都关上门独自待在卧室等。

四、暴食症的心理治疗

目前，针对暴食症的常见心理治疗方案包括认知行为治疗、家庭治疗、人际关系疗法、辩证行为治疗等。认知行为治疗是针对暴食症患者最广泛使用的干预方案，其治疗过程主要聚焦于患者的行为层面和认知层面。临床心理学家或心理治疗师与患者在建立治疗联盟的基础上，帮助患者识别自身负性的情绪和行为；在给予患者足够支持的前提下，帮助患者制订合理的饮食行为计划。治疗师在与患者进行认知重建的过程中，鼓励患者挑战不健康饮食背后的不合理认知，同时逐渐帮助患者发展新的认知模式。人际关系疗法主要专注于改善患者与家人、朋友的关系。治疗师帮助患者识别当前存在的一些特定的人际关系问题，并重点突出当前暴食行为背后可能的人际关系问题。在面对当前的人际交往困境中，治疗师鼓励患者主动地做出改变。辩证行为治疗针对患者的自制能力和情绪行为进行训练。

除此之外，健康的家庭支持是患有暴食症儿童青少年的良方。若孩子确诊暴食症，家庭成员需要给予孩子共情、友善、不批判的回应方式。

（1）父母及其他家庭成员用友善、尊重的方式表达自己的担心，比如"我会在你身边陪伴你，你可以告诉我，我可以用什么方式来帮助你吗？"、"你并不是一个人，爸爸妈妈会陪着你，我们一起想办法"。需要注意的是，我们需要避免评价孩子的体重、指责他们的饮食习惯或间接暗示他们做得很糟糕。羞耻感或内疚感并不能改善症状，因此，在与孩子的对话中要尽量克制自己的评价，给予孩子稳定友善的支持。

（2）学会分享情感。暴食症核心并不是食物，更多的是压抑下来的情绪通过进食的方式来缓解。父母尝试耐心了解真正困扰孩子的问题，进一步解决问题及改善亲子关系。如果表达情感对于父母而言较为困难，则可以寻求家庭治疗师来改善家庭的关系。

（3）帮助孩子平衡与食物之间的关系。饮食失调的群体在康复过程中会逐渐明白，所有的食物只要是合适的分量都是可以的，没有食物是绝对的"不好"。不需要极度克制，也不需要"报复性"饮食，学会感知身体对食物的需要。

（4）父母也需要审视自己与食物之间的关系。很多成年暴食症患者都表明在家庭中，父母自身也会暴饮暴食或过度节制饮食，对自己的体重也过度关注。

（陈晓莹）

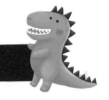

 第五节 中医治疗

一、肥胖症

肥胖症是指小儿长期能量摄入超过消耗，使体内脂肪过多积聚，致体重超过一定范围的慢性营养障碍性疾病。临床上所称的肥胖症大多指单纯性肥胖。

二、肥胖症的病因病机

病因多与先天禀赋、饮食失调、多食少动、外感湿邪有关。肥胖症的发生主要与脾、胃、肝、肾及肺相关，无论何种原因导致的肥胖都因脾、胃、肝、肾、肺诸脏功能失调，痰湿、膏脂积于体内，蕴于皮下而发病。脾胃为后天之本，气血生化之源，小儿脾常不足，肾常虚，乳食过度，水谷不能及时腐熟输布，痰湿内生；或外感湿邪，内外相化生痰浊；或先天肾精不足，肾气不化，蒸腾失常，痰湿内生，蕴于皮下而致肥胖。青少年多为胃热滞脾，食欲亢进，过多水谷淤积体内，化为膏脂；加之长期饮食不节，损伤脾胃，运化失常湿浊内生，进而碍滞脾气，水谷运化失司，加重湿浊内生，并可溢于肌肤，阻滞经络；或脾病及肾，脾肾阳虚，水湿运化无权加重体内湿浊，瘀脂泛溢肌肤而发肥胖。长期饮食不节，损伤脾胃，脾胃不能散布水谷精微及运化水湿，致使湿浊停聚肌肤，人体臃肿不实。过食肥甘厚味，损伤脾胃，湿热熏蒸，炼液为痰，痰浊膏脂瘀积，致使形体肥胖。此病初起，膏脂堆积较少，临床可无任何症状；随着膏脂、痰浊增多，兼有水湿、血瘀、气滞者，或侵心肺、扰肝胆、着肢体，可直接威胁人体的健康。重度肥胖者痰湿、膏脂之邪日久入络，阻滞血脉，损及五脏，可出现胸痹、眩晕诸证。以上诸多因素的影响下，遂致痰湿浊脂滞留肌肤而形成肥胖。

三、肥胖症的分型论治

临床上将肥胖症分为 4 个证型，分别是：痰湿闭阻、胃肠腑热、肝郁气滞、脾肾阳虚。

（一）痰湿闭阻

肥胖以面、颈部为甚，按之松弛，头身沉重，心悸气短，胸腹满闷，嗜睡懒言，口黏纳呆，大便黏滞不爽，间或溏薄，小便如常或尿少，身肿，舌胖大而淡、边有齿印、苔腻，脉滑或细缓无力。

（二）胃肠腑热

体质肥胖，上下匀称，按之结实，消谷善饥，食欲亢进，口干欲饮，怕热多汗，急躁易怒，腹胀便秘，小便短黄，舌质红、苔黄腻，脉滑有力。

（三）肝郁气滞

胸胁胀满，连及乳房和脘腹，时有微痛，走窜不定，每因情志变化而增减，喜叹息，得嗳气或矢气则舒，纳呆食少，苔薄白，脉弦。

（四）脾肾阳虚

尿频，小便多，肢体倦怠，腰腿酸软，面足浮肿，纳差腹胀，大便溏薄，舌淡、苔白，脉沉细无力。

四、肥胖症的中医治疗方法

(一)针灸疗法

针灸治则：痰湿闭阻者治宜健运脾胃、化痰除湿，针灸并用，平补平泻；胃肠腑热者清胃泻火、通利肠腑，肝郁气滞者治宜疏肝解郁、理脾和胃，只针不灸，泻法；脾肾阳虚者治宜健脾益肾、温阳化气，针灸并用，补法。

处方：以任脉足太阴、足阳明经腧穴为主。取穴：中脘、水分、关元、天枢、大横、曲池、支沟、内庭、丰隆、上巨虚、三阴交、阴陵泉。

方义：肥胖之症多责之脾胃肠腑。中脘乃胃募、腑会，曲池为手阳明大肠经的合穴，天枢为大肠的募穴，上巨虚为大肠的下合穴，四穴合用可通利肠腑，降浊消脂；大横健脾助运；丰隆、水分、三阴交、阴陵泉分利水湿、蠲化痰浊；支沟疏调三焦；内庭清泻胃腑；关元调理脾、肝、肾。诸穴共用可收健脾胃、利肠腑、化浊、消浊脂之功。

加减：痰湿闭阻加内关、足三里化痰除湿；胃肠腑热加合谷清泻胃肠；肝郁气滞加期门、太冲疏肝理气；脾肾阳虚加气海、脾俞、肾俞、足三里健脾益肾；少气懒言加太白、气海补中益气；心悸加神门、心俞宁心安神；胸闷加膻中、内关宽胸理气；嗜睡加照海、申脉调理阴阳。

操作：心俞、脾俞、三焦俞、肾俞不可直刺、深刺，以免伤及内脏；脾胃虚弱、真元不足者可灸天枢、上巨虚、阴陵泉、三阴交、气海、关元、脾俞、足三里、肾俞等穴；其他腧穴视患者肥胖程度及取穴部位的不同而比常规刺深 0.5 ~ 1.5 寸。

（二）穴位埋线疗法

穴位埋线是根据针灸学理论，将人体可吸收外科缝线通过针具刺入到皮下，埋入特定的穴位，通过持续刺激作用，达到刺激经络、平衡阴阳、调和气血、调整脏腑、治疗疾病的目的。穴位埋线多应用于肌肉比较丰富部位的穴位，以背腰部穴及腹部穴最常用，外科缝线植入后，通过线在体内软化、分解、液化和吸收过程，对穴位产生的生理、物理及化学刺激时间长从而对穴位产生一种缓慢、柔和、持久、良性的"长效针感应"，长时间发挥疏通经络作用，达到"深纳而久留之，以治顽疾"的效果。

（三）其他辅助疗法

耳针疗法：可采用耳穴贴压豆或埋针。常用穴有内分泌、神门、肺、胃、脾、贲门、口等。

（许晓芬　万力生）

✦ 第六节 减肥药物

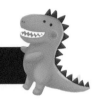

随着肥胖人数的日益增加，与肥胖相关疾病的发病人数也越来越多。儿童阶段的小胖子可能是成人后大胖子的后备军，因此，儿科医生、儿童保健人员、家长及社会必须认识、了解超重及肥胖儿童的情况以及伴随肥胖可能带来的危害，掌握相关知识，并给予相应的干预治疗方案。

既然肥胖会对健康带来诸多问题，有没有让小胖子们可选用的特效减肥药呢？让我们来了解一下减肥药物吧。

在过去几十年里，诸多减肥药先后上市，但在使用过程中大部分减肥药因严重不良反应陆续被撤市，这些减肥药主要通过中枢和外周两种作用方式来控制食欲和减轻体重，下面我们来聊聊常见减肥药的种类、疗效和安全性。

一、中枢性减肥药

（一）拟交感神经药

关于减肥，科学家们首先想到的是研发控制食欲的药物。这样第一代真正有着明显抑制食欲的药物问世了。食欲抑制剂大多属于"拟交感胺"，交感胺是人体神经系统分泌的一种化学物质，可以使循环系统加快、小血管收缩、唾液腺／汗腺分泌增加和中枢神经兴奋等。交感胺是通过影响中枢神经系统来降低人的食欲，从而间接控制能量摄入，作用类似于去甲肾上腺素，这类药包括芬特明、苯甲曲嗪、安非拉酮和苄非他明等。这类药只批准短期（≤12周）应用，用药时可能出现失眠、口干、乏力、便秘和高血压，甚至心血管系统的严重不良反应，已撤出市场多年。

在上述这些减肥药被"封杀"之后，科学家们很快找到了另外几种替代物——芬氟拉明、苯丁胺和马吲哚。这几种减肥药与苯丙胺类药物类似，通过刺激中枢神经系统兴奋来抑制食欲，但也因服药过程中出现心脏瓣膜病发病率上升数倍的不良反应而退市。

（二）西布曲明

西布曲明是另一类中枢抑制剂，1997年美国FDA批准上市，主要是通过抑制细胞对5-羟色胺、去甲肾上腺素等单胺类信息传递因子的再摄取，从而增加生理过饱感、降低食欲，还可以诱导产热作用、增加能量消耗、降低脂肪累积量，用于控制饮食及加强运动后仍无法减重的肥胖症治疗。但是，因西布曲明严重的心血管副作用，美国、澳大利亚、欧盟国家、中国等陆续废止该药的使用。西布曲明于2010年10月黯然退市。

（三）利莫那班

利莫那班主要作用是阻断特定类型受体从而控制食欲。可降低体重和腰围，并改善心血管代谢危险因素，常见的不良反应有恶心，但严重的会产生抑郁和自杀念头，因而退出了欧洲市场。

（四）洛卡西林

2012年，美国FDA批准了一个全新的减肥药——洛卡西林。

洛卡西林通过激活 5-羟色胺信号，达到抑制食欲的作用。该药适应证为：成人 BMI ≥ 27 kg/m^2，且合并至少一项与体重相关的疾病，如高脂血症、高血压、2 型糖尿病等。常见的不良反应有视力模糊、头晕、嗜睡、头疼、肠胃不适及恶心，高剂量的洛卡西林可使患者出现"漂浮感""精神恍惚"和"愉悦感"，甚至继发肿瘤和心血管疾病的风险。因此 FDA 声明，即便此药被批准使用，洛卡西林在美国也是被高度管制的药品。因它诸多的副作用和减肥效果并不惊艳，让万千胖胖们的期盼落空。

曾经使用过的减肥药及禁用的原因见表 4-6。

表 4-6　曾经使用过的减肥药及禁用的原因

作用机制	应用年限	减肥药物	禁用原因
促进代谢类药物	1893—1949 年	甲状腺激素	甲状腺功能亢进的毒副作用
	1968—2003 年	麻黄碱	死亡、心律失常
中枢抑制药物	1887—1937 年	安非他明	成瘾性
	1959—1937 年	芬特明	急性心肌梗死
	1960—1998 年	苯丙醇胺	出血性脑卒中
	1967—1971 年	阿米雷司	肺动脉高压
	1973—1997 年	芬氟拉明	心脏瓣膜病变
	1976—1997 年	右芬氟拉明	心脏瓣膜病变
	1987—1988 年	氟西汀	体重反弹
	1997—2008 年	西布曲明	心血管病变

二、外周性减肥药

（一）奥利司他

在中枢性减肥药——受到重挫后，奥利司他于 1999 年被美国批准上市。奥利司他是一个选择性胃和胰脂肪酶强效抑制剂，通过抑制肠道内脂肪酶的活性，使 30%左右的脂肪无法被吸收。脂肪酶的活性一旦被抑制，食物中的油脂便不能在消化道被人体吸收，从而随大便排出体外。值得注意的是，奥利司他只是阻止肠道脂肪的吸收，并不能消耗分解已形成的脂肪，也就是说，本质上它没有减肥作用，主要用来阻止进一步发胖。它的不良反应与阻断了三酰甘油在小肠内的消化有关，服药初期粪便脂肪损失和相关的胃肠道症状较为常见，大便失禁以及无法抑制地排出黄色油脂。若长期使用，请自备卫生巾或纸尿裤，因为会止不住地"漏油"。此外，还可导致脂溶性维生素减少，需要额外补充维生素。个别患者可能出现严重肝功能损害。2011 年，我国国家药品监督管理局（原国家食品药品监督管理局）发布了一条警惕奥利司他可能引起严重肝损害的药品不良反应通报，提醒医务人员和公众注意此药的相关风险。

对于单纯性肥胖症患者来说，奥利司他是唯一的处方减肥药，在美国是唯一被 FDA 批准可以长期用于肥胖症治疗的药物，但该药注意事项上说明：妊娠及哺乳妇女，18 岁以下儿童及青少年尚未做过安全性和疗效研究，不要使用。

（二）西替利司他

西替利司他是一种新的消化道脂肪酶抑制剂，仅被日本批准用于治疗有并发症的成人肥胖症，其他国家还未上市。与奥利司他相比具有较少的不良反应。

三、其他类型减肥药

美曲普汀是一种瘦素类似物，在 2014 年 2 月被美国 FDA 批准在美国上市。美曲普汀可以补充体内缺乏的瘦素，从而改善脂肪代谢障碍。该药主要有恶心、呕吐、血糖下降、淋巴结异常等不良反应。FDA 明确提出美曲普汀仅适用于先天性获得性脂肪代谢障碍的肥胖症患者。

四、纳曲酮／安非他酮组合剂

2014 年 9 月，美国 FDA 批准纳曲酮／安非他酮组合剂可作为长期辅助减肥药物在美国上市。纳曲酮通过抑制激素对细胞的作用，减少食欲。安非他酮通过中枢作用，增加饱腹感、增强代谢、减轻体重。该药会产生恶心、便秘、头痛、失眠等不良反应，同时也发现该药对胎儿有致畸作用。目前该组合用药只用于严重肥胖患者使用。其他潜在的副作用还有待观察。

五、具有减重效果的降糖药

（一）利拉鲁肽

2014 年 12 月美国 FDA 批准诺和诺德公司的利拉鲁肽可作为长期减肥药在美国上市。利拉鲁肽是一种人胰高血糖素样肽 -1（GLP-1）类似物，进入人体后，通过延迟餐后胃排空，增加饱腹感，进而起到减肥的作用。常见副作用为恶心、腹泻、便秘、呕吐、低血糖和食欲下降。该药适用于严重肥胖患者，长期使用的安全性还需考察。由于缺乏相关数据，不推荐本品用于 18 岁以下儿童和青少年。

（二）二甲双胍

二甲双胍是美国 FDA 批准的一个双胍类药物，具有良好的安全性。该药的减重机制主要是：①减少内源性胰岛素的分泌，降低基础胰岛素水平；②抑制食欲，减少摄入；③增加胰岛素及瘦素敏感性。肥胖儿童予以二甲双胍治疗后，胰岛素抵抗明显改善，甘油三酯及总胆固醇的水平较治疗前也明显下降。该药常见的不良反应有恶心、呕吐、腹泻、腹胀、大便异常等消化道症状，以及乏力、头晕、头痛等，常于治疗起始阶段出现，多数人可耐受。最严重的副作用是乳酸酸中毒。

六、增加能量消耗的药物

增加能量消耗的药物主要包括神经兴奋剂（咖啡因等）、肾上腺素受体激动剂以及激素类药物（甲状腺激素等），这些药物通过提高人体基础代谢率、增加产热和促进脂肪分解，使机体能量消耗而减轻体重，但安全性差、不良反应多，临床上很少应用。

七、其他

（一）重组人生长激素

重组人生长激素被批准用于普拉德 - 威利综合征（Prader-Willi syndrome，PWS），主要治疗目的是增加身高、改善认知功能，而并非对肥胖的治疗。

（二）左旋肉碱

左旋肉碱又称左卡尼汀，通过促进脂肪酸氧化作用、加速脂肪消耗、去除体内多余脂肪及其他脂肪酸残留物，达到减轻体重的效果。该药可能引起腹泻和营养不良。目前虽然没有作为减肥药被批准上市，但却在网上、减肥美容机构广泛销售，也是饱受争议的减肥产品。

（刘　霞　文飞球）

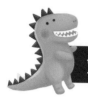

第七节 脊柱相关疾病治疗

脊柱疾病作为一类危害儿童及青少年身心健康的疾病，主要包括脊柱侧弯、脊柱后弯等，脊柱侧弯是其中最常见的脊柱疾病，按病因又可分为特发性脊柱侧弯和先天性脊柱侧弯等。据统计，在16岁以下儿童中，特发性脊柱侧弯的发病率为2%~3%，是儿童及青少年时期继视力异常、肥胖、包茎和社会心理障碍之后的第五大常见疾病。

脊柱疾病如果任其发展，可能因外观畸形影响孩子心理健康，或因脊柱生长发育异常影响身高，严重者可压迫心、肺等内脏器官，影响脏器功能和孩子的运动能力，甚至因脊柱侧弯压迫神经导致肢体无力、麻木、大小便异常甚至瘫痪，从而严重影响孩子的生活质量。

肥胖虽然不是导致脊柱侧弯等疾病的直接病因，但可使脊柱受力负荷增大，加之肥胖孩子通常合并的锻炼不足、肌肉强度不够、姿势不良等原因，可能增加脊柱疾病加重的风险，甚至面临后期不得不进行较高风险的脊柱矫形手术。因此，脊柱健康也是肥胖儿童需要关注的重要问题。

一、特发性脊柱侧弯

人类脊柱之所以能够直立，主要是靠脊椎结构及肌肉力量获得维持及平衡。脊柱幼年时为 32 或 33 块，分为颈椎 7 块，胸椎 12 块、腰椎 5 块、骶椎 5 块、尾椎 3～4 块。成年后 5 块骶椎长合成骶骨，3～4 块尾椎长合成尾骨。

正常脊柱从前往后看是直的，如果脊柱中心轴线向侧面发生 10°以上的弯曲，同时伴有不同程度的生理曲度丧失和椎体水平旋转，脊柱呈现 C 形或 S 形，称为脊柱侧弯。特发性脊柱侧弯是指其病因不明的一类脊柱侧弯最为常见，占全部脊柱侧弯的 70%～80%。

（一）病因

尽管国内外学者对特发性脊柱侧弯做了大量的研究，但其病因仍不清楚。根据特发性脊柱侧弯的发病特点，目前推测其发生机制可能与遗传、激素、结缔组织发育异常、神经内分泌系统异常等因素有关。

（二）分类

按照发病年龄，特发性脊柱侧弯可分为以下三种类型：

1. 婴幼儿型　年龄在 0～3 岁期间的脊柱侧弯，男孩相对常见。多数侧弯在出生后 6 个月内进展，其中约 85% 婴幼儿型特发性脊柱侧弯具有一定的自限性，也就是后期呈现逐渐好转的趋势，需要密切观察其变化情况。

2. 儿童型　年龄在 3～10 岁期间的脊柱侧弯，女孩相对常见。虽然某些儿童型脊柱侧弯也可以自行消退或进展缓慢，但相对于婴幼儿型而言，儿童型脊柱侧弯自行消退的比率不高，大约70% 的儿童型特发性脊柱侧弯的弯曲程度进行性加重，需要给予一定的干预或治疗。

3.青少年型　年龄在 10 岁以上骨骼发育成熟期间的脊柱侧弯，女性更常见。孩子处于青春期，生长发育速度快，是脊柱侧弯的相对高发年龄阶段。在青春期前就出现脊柱侧弯的孩子，这个年龄段则更容易加重，需要重点关注。

（三）临床表现

早期的脊柱侧弯引起的外观异常并不明显，尤其是穿着衣物时更不易被觉察，大多数脊柱侧弯姿态异常是衣服穿着较少时或洗澡时被发现。

脊柱侧弯孩子直立时，充分暴露背部，从前、侧、后方仔细观察脊柱的外观和力线，尤其是注意左右侧对比，常可发现双肩不等高，肩胛骨、乳房或腰部皱褶皮纹不对称，脊柱连线偏离躯干中线，以及髋部突出或骨盆倾斜等异常表现。

Adam 前屈实验是检查脊柱侧弯的最常用方法。检查时让孩子站直、双臂向前伸直，手心并拢同时向前低头、弯腰至背部接近水平，从后面观察孩子双侧腰背部是否对称，有无单侧凸起。当脊柱侧弯明显时，胸廓常因侧弯而变形，凸侧肋骨向后方隆起，产生"剃刀背"畸形（图 4-4），是脊柱侧弯的特征性表现。

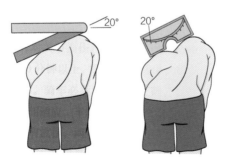

图 4-4　脊柱侧弯"剃刀背"畸形

此外，尽管多数孩子并无疼痛等不适，但少数会主诉背部酸痛或易疲劳等表现，此时需要仔细鉴别有无并发其他畸形或疾病。

（四）X 线检查

当怀疑孩子可能患有脊柱侧弯时，就需要带孩子到医院进一步就诊明确。专科医师一般会根据以上临床表现进行初步评估，以了解孩子是否存在脊柱侧弯以及可能的轻重程度，并评估是否存在引起脊柱侧弯的其他因素，如双下肢不等长、神经肌肉系统发育异常或其他罕见病等。对于其中脊柱侧弯风险较高者，一般需进行全脊柱 X 线检查，了解有无脊柱发育畸形以及脊柱侧弯的程度。

Cobb 角是国际通用的衡量脊柱侧弯的轻重程度的最常用指标，是指人体站立正位 X 线片的脊柱侧方弯曲角度，即沿着脊柱侧弯部位上下端与水平方向倾斜角度最大的两块脊椎画两条直线，Cobb 角即这两条直线间的夹角（图 4-5）。

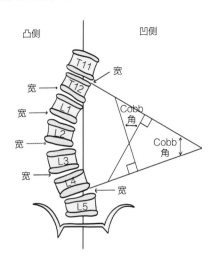

图 4-5　Cobb 角测量方法

按照 X 线片测量，当 Cobb 角大于 10°时，可以诊断为脊柱侧弯。一般来说，10°～20°称为轻度脊柱侧弯，20°～40°称为中度脊柱侧弯，40°以上则称为重度脊柱侧弯。

（五）治疗

体态异常、心理影响、心肺功能受损或脊髓受压乃至截瘫风险等表明特发性脊柱侧弯需要积极干预和治疗。根据患者年龄、病变程度等，脊柱侧弯的常用治疗方法包括：

1. 密切观察　20°～25°以内的特发性脊柱侧弯，或者医生评估认为弯曲度数增加的风险小，一般可以采用观察疗法。根据具体情况每 3～6 个月复查，了解脊柱侧弯有无变化，同时可结合姿势纠正以及加强运动等物理治疗。

2. 支具治疗　25°～45°之间且骨骼发育尚未成熟的特发性脊柱侧弯，适合采用支具治疗。支具治疗的主要目的是防止脊柱侧弯加重，每天佩戴的时间最好在 20 个小时以上，仅在洗澡和体育锻炼时暂时取下。在正确佩戴的前提下，支具治疗的有效率约为80%。常用的支具包括波士顿支具和密尔沃基支具等。

3. 手术治疗　超过 45°～50°的特发性脊柱侧弯，或者是 Cobb 角加重快、通过以上非手术治疗无效的患者，通常需脊柱矫形手术治疗（图 4-6）。

此外，日常生活中，行之有效的脊柱保健措施还包

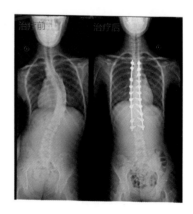

图 4-6　特发性脊柱侧弯矫形内固定术前后 x 线片

括调整不良的站姿、坐姿，加强腰背部肌肉锻炼，控制体重，少用单肩背包，避免床垫过软、枕头过高等。对脊柱侧弯腰背部肌肉锻炼较好的运动方式有单双杠、燕子飞、游泳等，可根据孩子的爱好等选择并长期坚持进行。

二、脊柱后弯

（一）病因

脊柱后弯，俗称"驼背"，是另一类常见的脊柱健康问题。大多数儿童脊柱后弯跟姿势不良有关，即姿势性驼背；部分后凸则由脊柱结构性异常造成，较常见的为多个椎体楔形变导致的休门氏脊柱后弯，以及由于椎体形成或分节不良导致的先天性脊柱后弯。

（二）治疗

肥胖患者通常容易因姿势不良、锻炼不足、肌肉力量不够等发生姿势性脊柱后弯。一般来说，姿势性脊柱后弯的柔韧性好，在脊柱过度伸展时就可以自我矫正，椎体及椎间盘并没有结构性病变，绝大多数孩子可以通过调整姿势、加强伸展锻炼等得以改善或纠正。

休门氏脊柱后弯则具有一定的遗传性，男孩多见，"驼背"可能越来越明显，部分患者会出现背部疼痛不适等表现，经过调整姿势、加强锻炼等物理治疗后效果仍欠满意。脊柱X线片检查可发现，3个以上的相邻椎体存在5°以上的楔形变及椎体形态不规则，甚至可见因髓核疝入相邻椎体而形成的休门氏结节。因此，治疗上除通过理疗等缓解疼痛症状以外，对于脊柱后弯明显但骨骼发育尚未成熟者，背心支具治疗最为有效；但对于严重脊柱后弯，或背心支具治疗后仍进展者，则需要进行脊柱矫形手术治疗。

（徐江龙）

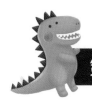

第八节　外科手术治疗

2017 年发布的首部《中国儿童肥胖报告》中显示，中国目前拥有近 4000 万个小胖墩，已经成为儿童青少年超重和肥胖人数最多的国家。而家长不知道的是，威胁孩子健康的多种心血管疾病、内分泌疾病、呼吸消化系统疾病以及骨骼系统疾病等的元凶正是这肥胖。肥胖不仅给儿童日常生活、学习带来诸多不便，还对儿童产生多方面的健康影响。肥胖的儿童青少年可能会因体重超重引起气喘、疲劳、关节痛及睡眠障碍等躯体症状，还会阻碍其心理行为发展，压抑潜能的发育。肥胖是一种慢性代谢性疾病，重度肥胖往往伴有肥胖相关疾病的产生，例如糖尿病、心血管疾病、脂肪肝、高血脂高血压、睡眠呼吸紊乱等，甚至威胁孩子的生命。

胖了怎么办？管住嘴，迈开腿（图 4-7）。吃得少了，动得多了，还愁瘦不下来吗？合理的饮食和运动当然可以达到很好的减肥效果，但重在坚持，否则当停止迈开腿，恢复正常饮食时，就会发现减下来的速度远远赶不上复胖的速度。而对于体重过大的孩子来说，运动强度轻了不管用，强度大了又会对关节和心肺功能造成负担甚至损伤。因此对于重度肥胖的个体，仅靠饮食和行为干预很难达到显著长期有效的减肥效果。

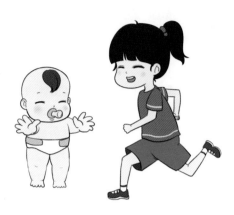

图 4-7 管住嘴，迈开腿

　　孩子肥胖需要动刀子吗？我想这会是大多数家长听到减肥手术的第一反应吧。是的没错，肥胖是可以通过减肥手术达到很好的治疗效果的。成年人的减肥手术始于 20 世纪 50 年代，经过 60 多年的发展，目前 Roux-en-Y 胃旁路术（Roux-en-Y gastric bypass，RYGB）和袖状胃切除术（sleeve gastrectomy，SG）（图 4-8）是减肥外科的主要术式。大量临床证据证实这两种手术均可以明显减轻肥胖患者的体重并缓解肥胖相关的合并症。而针对儿童青少年的减肥手术，早在 1972—1974 年，Silber 等首先采用空肠回肠旁路术治疗青少年病态肥胖者。1990 年，Leonid 等首次报道手术用于治疗 5 ～ 12 岁的儿童重度肥胖患者。2000—2003 年，美国儿童青少年减肥手术的例数增加了 3 倍，达到 771 例，到 2009 年达到 1 600 例左右。由于传统观念、伦理法规和种族信仰等不同，国内对儿童青少年手术较为慎重，所以此类手术开展较少。针对这一情况，中国医师协会外科医师分会肥胖和糖尿病外科医师委员会于 2019 年发布了中国儿童和青少年肥胖症外科治疗指南。该指南为儿童青少年肥胖症开展减肥手术提供了依据和规范。

那么什么时候该给肥胖儿童"动刀子"呢？是所有的肥胖儿童都需要手术吗？当然不是，饮食控制和合理锻炼依然是减肥的首选方案。但对于那些重度肥胖合并严重代谢性疾病且严重影响身体健康，或者肥胖本身对日常生活学习和生活质量造成严重危害，且其他治疗手段无效的孩子来说，减肥手术是更好的治疗方案。然而减肥手术毕竟是一种有创的手术，或多或少都会对儿童青少年造成一定的身体和心理的创伤。因此对于青少年儿童需慎重选择进行减肥手术，术前对于手术获益和手术风险需进行全面客观权衡，若手术获益远大于手术风险时，可以考虑选择减肥手术。因此减肥手术的实施，需要一个针对肥胖症的多学科团队的支持，通过多学科联合诊疗制定出最合理的诊疗流程和治疗方案，并对手术时机进行深入地讨论并客观把握。下面是中国儿童和青少年肥胖症外科治疗指南中提出的手术最低适应证和禁忌证。

1．手术最低适应证

（1）BMI > 32.5 kg/m^2 且伴有至少 2 种肥胖相关的器质性合并症，或者 BMI > 37.5 kg/m^2 伴有至少 1 种肥胖相关合并症（如阻塞性睡眠呼吸暂停综合征、2 型糖尿病、进行性非酒精性脂肪性肝炎、高血压病、血脂异常、体重相关性关节病、胃食管反流病和严重心理障碍等）。

（2）通过饮食调整、坚持运动以及正规药物治疗等未能达到显著减肥目的的患者。

（3）年龄在 2～18 岁之间；年龄越小者，手术需要越谨慎。

（4）经过心理评估，患者本身依从性好，或者家属有能力严格配合术后饮食管理。

2．手术禁忌证

（1）存在严重精神心理疾病，无法坚持术后饮食、体育锻炼和营养素补充方案。

（2）目前已怀孕或者计划在术后 12～18 个月内怀孕。

（3）患者或其父母不能理解手术风险和益处。

减肥手术是怎么做的呢？是抽脂吗？提到关于减肥的手术，多数家长首先想到的是抽脂。然而抽脂减肥只是一种整形手术，而非减肥手术。抽脂并不能减肥，只能为身体塑形。而对于肥胖，我们已经有了深入的认识，肥胖不仅仅是脂肪多的问题，更是身体内的代谢异常和紊乱的问题。我们提倡的减肥手术是指通过手术方式减少胃容量，降低刺激产生饥饿感的激素分泌，从而达到减重的效果。目前，无论是儿童青少年还是成人，应用最广泛的减肥术式是 SG 和 RYGB。在美国，2017 年超过 60％的成人减肥手术是 SG，这也是儿童青少年中最常实施的减肥手术方式。SG 术将患者胃大弯的大部分切除，并在胃小弯侧建立管状胃或袖状胃，使残留的胃呈"香蕉状"，术后减肥效果较好（图 4-8）。与 RYGB 相比，SG 更简单而且造成微量营养素缺乏的风险更低，它对儿童青少

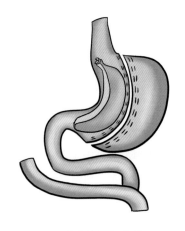

图 4-8 "香蕉胃"手术——袖状胃切除术

年来说更具有优势。RYGB 是制作一个小的近端胃囊（容积小于 30 ml），通过缩小胃容积和改变食物通道，达到限制食物摄入量和小肠吸收减少的作用，并改变营养物质代谢和胃肠道激素调节，而获得体重减轻、胰岛素抵抗改善等临床效果。RYGB 在成人中应用已有数十年，其减肥和改善 2 型糖尿病的长期结局已有明确的循证医学证据，但目前在儿童青少年减肥手术中所占比例低于 30%。理论上，对于处于生长发育阶段的儿童青少年，SG 手术的安全性高于 RYGB 手术。目前国内没有批准的可调节胃绑带可供临床使用，胆胰转流并十二指肠转位术（BPD-DS）由于营养相关并发症发生率更高等原因，一般不推荐用于儿童青少年。

　　减肥手术能给孩子带来哪些好处呢？减肥手术不仅可以获得远比饮食运动所带来的更大的减重效果，还可以使肥胖相关的疾病得到改善。儿童青少年接受 SG 和 RYGB 术后 1～3 年内大多会出现明显的体重减轻。有研究证明，SG 和 RYGB 均可使儿童青少年的体重大幅度减轻，RYGB 使患者 BMI 下降平均 16.6 kg/m^2，SG 为 14.1 kg/m^2。举个例子，减肥手术大概可以使一个身高 1.3 m 的孩子平均瘦 25 kg，并且减重后体重容易维持而不易反弹。而同样个体通过饮食和运动方式所产生的体重下降幅度仅为 1～3 kg/m^2。因此对于严重肥胖的儿童青少年来说，减肥手术所带来的收益更大，效果更显著。减肥手术还可以使肥胖儿童青少年合并的胰岛素抵抗、2 型糖尿病、高脂血症、高血压病、阻塞性睡眠呼吸暂停综合征、非酒精性脂肪性肝病和抑郁症等相关疾病得到临床缓解或改善。Khidir 等对接受 SG 的 139 名成人与 91 名儿童青少年进行 5 年的随访比较，发现在 1 年内，约 68.2% 的成年人和 62.5% 的青少年糖尿病完全缓解，但 13% 的成年人在第 5 年复发糖尿病，而儿童青少年组无复发病例。因此，合并严重代谢性疾病的重度肥胖儿童青少年接受减肥手术，会获益更多。另外，减肥手术还可以改善肥胖儿童青少年的心理疾病，以及提高他们的生活质量。减肥手术对于特殊类型肥胖患者也有较好的减重效果。对于合并 Prader-Willi 综合征、下丘脑性肥胖等的儿童青少年，传统的减肥方法效果较差。减肥手术有利于减轻这些患者的体重，但长期效果如何仍有待进一步研究。

减肥手术安全吗？存在哪些风险？手术的安全性是家长最关心的问题。随着手术技术的不断进步，手术所带来的风险及并发症发生率在逐渐降低，目前主要采用腹腔镜微创的方式完成减肥手术，创伤小，恢复快，并发症发生率更低。但提到外科手术就存在相关的死亡率。的确，在世界范围内减肥手术的死亡率大于 0，但严重肥胖本身也存在着致命的并发症，并且随着 BMI 的升高而增加。因此，可以认为非手术干预的死亡率也同样大于 0。值得庆幸的是，成人减肥手术领域已经在手术方式、麻醉方法、选择标准和患者的多专业学科管理等方面取得了重大的进展，这使得成人减肥手术的死亡率在大约 50 年内从 8% 降低到了 0.08%~ 0.22%。而近年来国内外的几项研究均提示，儿童青少年进行减肥手术可能比成人相对更安全，究其原因可能是因为儿童青少年处于生长发育阶段，身体功能状态更好，再生能力强，术后恢复更快。减肥手术的近期并发症主要包括恶心、呕吐、呃逆、吻合口出血、吻合口瘘、伤口感染、肺栓塞、胃瘫、倾倒综合征等，随着微创技术和术后管理水平的提高，减肥手术的并发症越来越少，住院时间也呈缩短的趋势。远期并发症主要是营养素缺乏，术后需根据随访进行复合营养素补充。

减肥手术的效果是一劳永逸的吗？减肥手术并不是一劳永逸的灵丹妙药，减肥手术带来的减重效果是一半，而另一半的减重效果是靠自己良好的生活习惯。如果术后仍然改不了大吃大喝的习惯，减掉的体重一样会被吃回来，好不容易缩小的胃又被你撑大了。所以减肥手术术后需要规范的管理和随访监测，才能够达到最好的减重效果。这种有效的监测和规范的管理需要依赖有经验的多学科团队合作。团队成员应该包括经验丰富的减肥外科医生、儿科医生、儿童青少年肥胖专科医生、护士、个案管理师、营养师以及儿童青少年心理医生或精神病医生。必要时还应包括内分泌科、心血管内科、呼吸科、麻醉科、精神心理科、妇科、整形外科、骨科和肾内科等科室医护人员；以便对患者进行深入的评估和管理。

　　合理的术后管理是减肥手术成功的关键。首先针对饮食来说，要根据减肥术式的不同以及个体情况，制定个体化的管理方案。包括每日能量摄入量、蛋白质、碳水化合物、脂肪以及水分摄入量，并需长期补充复合营养素。一般来说，术后患者需要从清流质、高蛋白流质饮食逐步过渡到半流饮食，直至过渡到普食，一般需要历经 3 个月。同时建议患者减慢进餐速度，进餐时少饮用液体以减少恶心呕吐症状。术后需长期补充复合营养素，根据术后随访检查结果进行调整。其次，要制定术后长期保持体重的方案。鼓励补充每日 1 800～2 800 ml 无糖液。每日锻炼 30～60 分钟。每顿饭需食用（标准体重 ×2）g 优质蛋白食物，尽量少食淀粉类食物，并减少饱和脂肪酸摄入量。一日 3～4 餐，定时定量饮食，避免过量食用碳水化合物和高脂肪食物。每日服用足够的营养补充剂。如果发现体重明显反弹或者体重下降过多，需要根据个体情况进行适当的调整。更重要的是，减肥手术后要进行长期的随访监测，由主诊医师或个案管理师进行相关指标监测。一般是在术后 2 周开始随访，然后在术后 1、3、6、9、12 个月进行，之后推荐 1 年随访 1 次。随访内容主要包括人体测量指标、营养状态、生长发育状况及肥胖相关的合并症等，根据随访结果进行相应的处理。

儿童和青少年肥胖是全社会面临的一个严重健康问题，帮助青少年儿童建立良好的生活习惯、以预防肥胖最为关键。肥胖的青少年儿童存在一定程度的发育不足，包括性器官发育不充分、性激素及其他荷尔蒙水平异常等，因而对于青少年的肥胖应该积极进行干预。青少年儿童肥胖症的治疗，应采取综合的手段，包括教育引导改变生活方式、药物治疗等，减肥手术应该作为其他治疗均失效的情况下的最后一个选择。

（刘　冬）

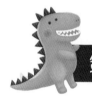

第九节 心理干预

　　肥胖儿童一旦出现了心理问题之后，家长要及时重视，予以足够的关注。孩子在成长过程中，应对环境的挫折，有相当的自我修复的能力。也就是说，孩子们有一种倾向于自我调整适应环境的能力。如果问题不是很突出，成长的环境也能够给予孩子足够的支持，孩子们都能够健康成长。但如果问题比较严重，超出了孩子的承受范围，不能够自我修复，就会出现种种的持续性异常行为表现。这个时候，就需要更多的介入，比如专业的心理治疗，帮助孩子重新回到健康发展的轨道上。

　　家长们平时可以在以下各个方面进行调整，尽量给肥胖儿童提供心理健康发展的支持环境。

一、接纳孩子情绪

每位孩子都会有情绪，肥胖儿童也不例外。肥胖儿童可能会有更多的不良情绪，如发脾气、感到委屈。当孩子有这样的情绪出现时，家长要注意，不要一味指责，要学会接纳。

155

情绪本身没有对错之分，因为感受到了，所以有了情绪。对于情绪，家长要尽量做到完全接纳。孩子发脾气的时候，家长可以在保证安全的情况下，在旁边陪伴。在孩子有情绪的时候，他们可能是没有办法完全听进去家长"讲道理"的。所以，陪伴就好，让孩子知道，爸爸妈妈知道你生气了，知道你委屈了。

不用忙着给建议，在孩子情绪还未宣泄平复的时候给建议，只会让孩子觉得自己的情绪得不到认可，会更加委屈。

二、引导孩子行为

家长做到了接纳情绪，就成功了一大半。孩子行为，肯定是需要引导。我们不会让孩子的情绪成为达到他们目的的手段。在孩子情绪平复后，我们就可以开始引导孩子的行为。家长务必要展示出平静且坚决的态度。有时候，甚至可以不用过多的语言，等孩子情绪平复了，就直接引导该做的事情，例如学习。这样做，向孩子传递这样的信息：不论是什么情绪，爸爸妈妈都接纳的；不过，该做的事情还是要做。

一旦孩子习惯了家长这种做法，也就逐渐能够知道，自己是被接纳的，只是有些行为、要求不一定能够得到满足。孩子情感上感到被接纳，安全感就会逐渐培养。有足够的安全感，孩子情绪自然容易稳定，自信也就慢慢培养起来。

三、亲子陪伴

对于肥胖儿童，特别是有不太自信、焦虑的情况，合适的亲子陪伴，可以给孩子带来足够安全感，加强亲子之间的联系。亲子陪伴，不是仅仅和孩子待在一起，而是要和孩子有正向的互动。和孩子在一起，却忽视孩子的感受和需要，或者总是充满了指责和批评，特别是当孩子需要爸爸妈妈回应的时候，家长却没有回应，这种陪伴是低效的，有时候甚至有伤害。因为会让孩子觉得，自己不被需要，不被认可，不被接纳。

和孩子待在一起，要给孩子保留一定的空间，在保证安全的前提下，不用事事都去管。当他需要我们的时候，我们又能够及时给予回应。有时候，孩子只是需要确认我们在他们身边。爸爸妈妈要相信孩子寻找解决问题途径的能力，不用太过于积极提出建议。这样可以培养孩子自己寻找办法，去解决问题的能力。即便孩子的方法，看起来似乎不太完美，或者走了弯路，也可以让孩子试试，毕竟，只有这样的过程，积累起来的才是孩子自己的东西。

四、引导情绪宣泄

有些孩子，总是不时有情绪问题。对于这种情况，在平时，可以增加一些情绪宣泄引导的内容。孩子的抽象思维能力还在发展，爸爸妈妈可以用形象的过程来引导。比如，用不同的颜色代表不同的情绪，让孩子认识不同的情绪是怎么样的。也可以通过画画的方式，让孩子表现不同的情绪。游戏是孩子们沟通互动的最常见媒介，我们也可以通过游戏的过程，让孩子了解不同的情绪，练习情绪的宣泄过程。

五、给予肯定和鼓励

部分肥胖儿童，自信不足。很大的原因，是因为总是处在被批评、指责的环境中。孩子感受到的，都是自己做得不好的地方。长此以往，孩子会误以为自己一无是处。其实，一般孩子，都有他们自己优势的领域，作为家长，我们要做到的就是，不仅仅是看到孩子的不足之处，更要看到孩子的长处，看到孩子的优势领域。肥胖的孩子，可能不太擅长运动，但可能擅长观察、擅长画画、擅长手工制作，或者擅长处理伙伴关系。

孩子的长处需要家长去发现，更需要家长去认可。相对于普通孩子，肥胖儿童可能更加需要被认可。有一些爸爸妈妈，可能不太习惯于去肯定孩子，其实，合适的肯定，不仅不会让孩子"骄傲自满"，反而能够加强孩子的自我认可，培养自信、淡定的品质。肯定，不是普通的表扬和称赞，比如，"你很棒"这是不可取的。肯定，需要在具体的事情、具体的品质上进行。比如，当孩子努力把需要的运动计划完成，我们可以这样说，"虽然很累，你坚持了，完成了今天的训练计划"；也可以这样说，"今天你不需要爸爸督促，就完成了训练计划"。前者是肯定孩子的坚持品质，后者是肯定孩子的自觉品质。

对于孩子的特长，更加需要去引导，让孩子在擅长的领域更好地发挥，获取自信的同时，也更加容易找到朋友。

六、帮助孩子寻找朋友

对于在社交过程中，被排斥、被忽视的儿童，朋友，就是摆脱这种困境的第一步。有朋友，在社交过程可以获得极大的支持，也可以避免被欺负。在有共同兴趣爱好的人群中去寻找合适的朋友，是社交过程的一般规律。家长可以帮助孩子罗列清单，看看自己有哪些领域是比较感兴趣；在这些领域里，哪些是可以有寻找朋友的条件。

同时，也要让孩子清楚，朋友，并不是事事都需要契合。可能只是在某方面谈得来，其他方面不一定谈得来。我们也要清楚，不是需要跟每个人都做朋友，也不是每个人都需要跟我们做朋友。另外，朋友有很多种层次，最一般的是点头之交，最深厚的是可以互相信任和依赖。最深厚的朋友不容易有，就算暂时没有，也不用着急。

七、学会说"不"

肥胖儿童，如果缺乏自信，社交上碰到困扰，常常不会拒绝、不敢拒绝。这样的孩子，经常会做一些自己不喜欢做的事情，仅仅是为了去满足别人的需要；有时候，甚至被欺负，也不敢表达自己的不满。教会孩子说"不"，能够让孩子表达自己的情绪和想法，减少社交过程的不必要伤害，也增强孩子的信心。首先，要让孩子知道，自己的情绪、感受很重要。平时家长可以多练习，让孩子说出自己的感受。避免一些不恰当的言语，比如，"不可以哭"。其次，要让孩子知道，拒绝不是一种错误。自己不舒服、不喜欢，就要表达出来。因为有时候不说出来，别人不知道你的感受，别人会误会你的感受。孩子可能会担心，拒绝会影响别人的感受，会影响别人对自己的看法。但其实恰恰相反，总是不敢表达自己的感受的人，别人更加容易忽视。

总之，上述是一些爸爸妈妈平时可以做的。对于肥胖儿童的心理问题，我们要细心观察，及早发现，及早处理。碰到比较严重的问题，要尽快就医，必要的时候让专业的人员介入指导。我们的孩子充满的可塑性，成长过程总是会不时给予我们惊喜。相信我们给予足够的合适陪伴，接纳孩子，适当引导，孩子就能够健康成长。

（林　鄞）

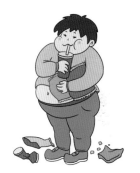

第五章

深入了解儿童肥胖

第一节　认识以肥胖为表现的各种综合征

　　随着社会经济的高速发展，儿童青少年肥胖快速攀升。2017—2018 学年深圳市中小学生体检结果显示学生肥胖率 8.31%。肥胖不仅对学生的身体发育造成严重影响，还将增加成年后高血压、糖尿病等主要慢性病的发病风险。大家认为胖都是吃出来的，是因为现代社会各种美味的高油脂、高甜、高能量的食物，但是这只是一部分原因，有些特殊的孩子，他们的肥胖真的不能怪孩子，临床上有各种常见的不常见的综合征，都可以导致肥胖的发生（图 5-1）。而这些疾病的存在

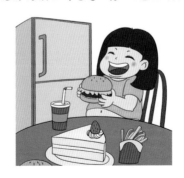

图 5-1　儿童肥胖

让"肥胖"成为他们幼小童年生活中"难以承受之重",下面我们来介绍一下这些疾病。

一、糖尿病性肥胖

前文已有详述,此处不另做讲解。

二、多囊卵巢综合征

注意啦!注意啦!本来漂漂亮亮、温温柔柔的小姑娘,突然毛发旺盛,小胡子也长起来了,手臂、腿上的汗毛长长的,甚至自带"毛衣、毛裤"效果;脸上、胸口、背上疯狂冒痘痘;头发天天洗,还头屑很多;再加上迟迟不来的"姨妈"——这时要当心多囊卵巢综合征(polycystic ovarian syndrome,PCOS)找上门了(图5-2)。

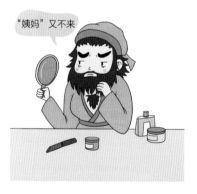

图 5-2　多囊卵巢综合征临床表现

PCOS 是常见的生殖内分泌代谢性疾病，主要表现为闭经、多毛、肥胖和不孕症四大病症（图 5-3）。PCOS 是 2 型糖尿病、心血管疾病、妊娠糖尿病、妊娠期高血压综合征、子宫内膜癌的重要危险因素。常表现为家族群聚现象，患者常有月经不规律的母亲或早秃的父亲。主要临床表现包括：①月经紊乱：长时间不来、量少不规律或异常地持续阴道流血；②高雄激素相关临床表现：也就是前文提到的毛发旺盛、痤疮、脱发、皮肤油腻、毛孔粗大、头皮屑增多、头皮痒等，严重者会出现男性化表现：阴毛呈菱形分布，丰满的胸部逐渐"缩水"，声音也会变低沉；③卵巢多囊样改变：这个就需要交给医生安排盆腔超声检查了；④其他：肥胖、不孕症、阻塞性睡眠暂停综合征（睡眠时鼾声如雷）、抑郁等。

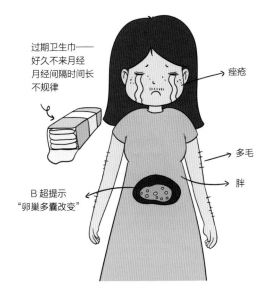

图 5-3 多囊卵巢综合征

当发现孩子变胖了、体毛多了、月经不规律了，就该到医院来找医生了，通过盆腔超声以及各项内分泌的检查后，医生可以通过饮食、运动的干预减轻症状，以及使用药物调整经期，进行及时恰当的治疗。

三、库欣综合征

库欣综合征（Cushing syndrome，CS）又称皮质醇增多症，是由于多种原因引起的肾上腺皮质长期分泌过多糖皮质激素所产生的临床症候群。主要表现为满月脸、多血质外貌、向心性肥胖、痤疮、紫纹、高血压、继发性糖尿病和骨质疏松等。长期应用大剂量糖皮质激素药物也可引起相似的临床表现。通俗点说就是会变胖、变黑、毛变多（图5-4）。

瓜子脸变成满月脸，两侧脸颊充血红润，自带腮红，甚至连脸上的毛细血管都看得清清楚楚。"虎背熊腰"这个词说的就是这个 CS 了，过多的皮质醇改变了脂肪的分布，并且使肌肉萎缩，造成骨质疏松，本来纤细苗条的小美女，斯文颀长的小帅哥，长出了"啤酒肚、水牛背"，颈背胸腹臀全部圆滚滚，可是胳膊腿还细细的，身高不再长了、体重却猛涨。如果注意看，还能发现孩子的体毛变重了，下腹

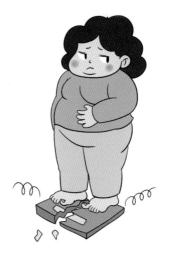

图 5-4 库欣综合征

部、臀外侧、大腿内侧、腋窝周围、乳房等处出现了紫色或白色的纹路，颈部、腋窝、大腿内侧出现了黑色粗糙的纹路。皮肤表面磕碰后容易出现大片青紫，受伤了也不容易愈合，甚至出现骨折。严重者会继发糖尿病、高血压，甚至引起心、肾、视网膜病变，导致心力衰竭、脑血管意外等危及生命。

早期发现相关症状，来到医院交给医生去查明皮质醇增多的原因，针对原因进行治疗才能取得较好的疗效。

四、普拉德－威利综合征

有这么一群孩子，他们婴幼儿时期喂养困难，但是随着年龄增长，他们的食欲旺盛难以自控，以致后来者居上，造成致命性的肥胖，这就是普拉德－威利综合征（Prader-Willi syndrome，PWS）（图5-5）。

PWS又称肌张力低下－智能障碍－性腺发育滞后－肥胖综合征，是症状性病态肥胖的重要病因之一。其临床表现复杂多样，自胎儿期已有异常表现、并呈现随年龄而异的时序化临床症候群。国外不

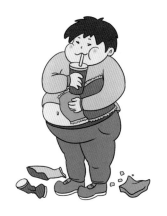

图5-5 普拉德－威利综合征的表现

同人群的发病率在1/30 000～1/1 000，以国内每年新生婴儿数目计算，有大量的患儿未能被诊断出来。小胖们以及家长们可能在不明病因中与其难以控制的肥胖斗争终身（图5-6）。

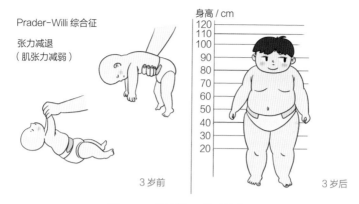

图 5-6 普拉德 – 威利综合征

　　其实该病在胎儿时期即有表现：胎儿时期活动减少，生后肌张力低下，婴儿期喂养困难，并逐渐出现特殊面容：长颅、窄面、杏仁眼、小嘴、薄上唇、嘴角向下，皮肤白皙。简而言之就是一个软绵绵、瘦瘦小小、不会吃、不会闹、白白嫩嫩的小宝宝。部分孩子同时会有外生殖器发育不良，男孩子阴囊发育不全、睾丸没有下降到阴囊内、阴茎短小，女孩子找不到小阴唇或阴蒂。不知道大家看到这里有没有觉得奇怪，这不是不会吃瘦瘦小小吗？什么时候才会胖起来呢？大部分发生在 3 岁后，幼儿时期喂养困难开始逐渐消失，旺盛的食欲一天比一天明显，真的是他们贪吃吗？是自制力差吗？并不是，是因为小胖威利的孩子没有饱腹感，无法传递和接收"吃饱了"的信息，他们吃再多也还是一直处于饥饿状态，才会一直想吃，是一群永远也吃不饱的人。最终长期的过量饮食，造成了过度肥胖，在体重上将一众同龄儿远远甩在身后，并引起糖尿病、高血压、代谢紊乱、脂肪肝、胰腺炎等并发症，甚至威胁生命。

　　目前的医疗手段无法根治这个病，但是及早发现并给予饮食、运动干预、生长激素等综合治疗，可以改善运动和认知功能，提高生活质量，预防并发症，延长生存期。

五、下丘脑综合征

下丘脑在人的大脑中央，仅仅 4 g 的重量，但是它是我们人体内脏活动最高级的司令部。它调节着人体的体温、摄食、水平衡、血糖和内分泌各个腺体活动。下丘脑综合征就是这个司令部无法正常运转了从而导致的一系列疾病。下丘脑综合征多由颅脑原发疾病引起，先天或下丘脑部位肿瘤，急慢性的颅内感染，如流行性感冒、猩红热、麻疹、伤寒等引起的脑炎，脑血管病变，颅脑外伤或手术，药物影响等，病人会出现头痛，呕吐，嗜睡或失眠，视力下降，视野缩小，食欲亢进伴极度肥胖或过度厌食致极度消瘦，情绪改变、过度兴奋、喜怒无常、幻觉、易怒等，体温调节异常、不明原因地发热，多尿、多饮或渴感消失，智力发育障碍或倒退，性腺功能异常（性早熟或性腺功能不全），巨人症或侏儒症等内分泌紊乱症状。该病发生率低，不同病人临床表现差别很大，诊断困难，但是综合分析后一般能做出诊断，如能针对病因治疗，比如继发于肿瘤的，手术切除，效果较好。如不能去除病因，相应的药物和行为干预也能起到一定的效果。

六、肿瘤性疾病

肿瘤性疾病也是导致肥胖的罪魁祸首之一，包括促肾上腺皮质激素腺瘤、生长激素瘤、胰岛素瘤以及其他有内分泌功能的肿瘤。促肾上腺皮质激素腺瘤是由于垂体肿瘤分泌大量的促肾上腺皮质激素，刺激肾上腺分泌过多的皮质醇导致脂肪重新分布所致，表现为库欣综合征。

生长激素瘤的患者，由于垂体大量持久地分泌生长激素，导致巨人症或肢端肥大症。前者始于新生儿时期，躯干、内脏均生长过速，多在 10 岁时已有成人身高，手足粗大，成人身高在 2 m 以上，体重 100 kg 以上，多在 20 岁左右早逝。后者为成人时期过量的生长激素导致软组织增生所致，面容上呈"横向"发展，手脚粗大远端呈球形，前额隆起，鼻梁宽扁，皮肤粗糙，女性出现类似男性外观，体重增大，甲状腺肿大，性腺功能早期亢进而晚期减退，女性会出现月经失调。

胰岛素瘤性肥胖则比较特别，胰岛素瘤患者因过多的胰岛素分泌，容易出现低血糖发作，因担心低血糖发作而大量进食，从而引起肥胖，为均匀性肥胖，伴低血糖发作、意识障碍或精神恍惚，重者昏迷。

七、贝－维综合征

贝－维综合征（Beckwith-Wiedemann syndrome）又称 EMG 综合征（Exomphalos-Macroglossia-Gigantism 综合征，突脐、巨舌、巨体综合征）、Wiedemann Ⅱ型综合征、Williams 瘤和半身肥大综合征、新生儿低血糖巨内脏巨舌小头综合征等。

贝－维综合征的别称有很多，但正如各种命名中体现的，该病主要特征是突脐、巨舌、巨体，同时还可伴有各种其他畸形和疾病，新生儿时期多因特殊的外观或低血糖发作而被识别。贝－维综合征的肥大为半侧肢体的肥大或是身体局部的肥大，巨舌尤其明显，轻者可行减舌手术。而心脏肥大、心肌病、肝脾增大、肾脏畸形等的治疗十分棘手。部分症状不典型者可能因出生后低血糖抽搐而被误诊为癫痫，抗癫痫治疗多年效果不佳。更加不幸的是这些孩子罹患肿瘤的概率高于常人，5%~10%患者合并腹腔内肿瘤，以Williams瘤最常见，肝母细胞瘤、肾母细胞瘤、性腺母细胞瘤、肾上腺癌等均有发生，且均在儿童时期发生。

八、肥胖生殖无能综合征

肥胖生殖无能综合征（即弗勒赫利希综合征，Frolich's syndrome），顾名思义，患儿除肥胖外，合并有性发育障碍或性功能衰退。与下丘脑综合征类似，该病可由颅脑肿瘤、炎症、外伤等多种疾病导致，因原发疾病累及下丘脑，造成食欲亢进、脂肪代谢异常、性腺功能减退。肿瘤方面以颅咽管瘤最常见。

该病患儿呈"苹果型"身材，皮下脂肪多堆积在髋、臀、乳房和下腹部。男性患儿阴茎极小、睾丸萎缩，年长儿及成年男性可表现为性欲减退或消失，胡须、阴毛、腋毛脱落或缺如，声音变尖细、阴柔，皮肤细腻柔软，四肢纤细。女性患儿则为乳房大却存在乳腺萎缩，子宫、卵巢发育幼稚，外阴发育幼稚，无月经来潮或第二性征出现推迟。成年女性亦存在性欲减退，性功能低下，丧失生殖能力。因其存在颅内原发病，多同时伴有恶心、呕吐、头痛、视物模糊、视乳头水肿等高颅压表现。

九、性幼稚－多指畸形综合征

性幼稚－多指畸形综合征（劳－穆－比综合征，Laurence-Moon-Biedl syndrome）是罕见的先天性家族性疾病，由Laurence和

Moon 于 1866 年首次报道，该病最多见于近亲结婚的后代，属于常染色体隐性遗传疾病，个别病例可见性染色体异常。男性发病率为女性的两倍之多，于儿童时期发病。存在六大主要临床症状：脂肪增多、智力减退、视网膜色素变性、指趾异常（多指畸形）、性腺发育不良、家族遗传发病。还伴有颅骨异常、耳聋、先天性心脏病、泌尿生殖系统异常等。

不论是何种原因引起的肥胖，管住嘴迈开腿都是很有必要的，特殊的综合征确实是增加了减肥的难度，但是这些肥胖并不是孩子的过错，我们需要的是医生、家长、老师、政府共同努力，在体重开始增加时早期干预效果更好。做孩子的好榜样，每天带着孩子一起做运动，健康饮食，为孩子烹饪健康低能量的饮食，既增加了亲子活动时间，增进感情，又能控制体重，何乐而不为呢？

（杨玉瑶）

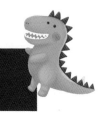

第二节 儿童肥胖与成人肥胖的关系

全球目前约有 10% 的学龄儿童存在超重或肥胖现象，在发展中国家，尤其是经济快速发展的地区，会受到肥胖流行以及营养不良的双重打击。我国儿童的肥胖流行始于 2000 年左右，我国儿童的肥胖患病率从 2002 年的 6.6%，逐渐增加到 2012 年的 15.8%，此 10 年的增长速度已超过美国儿童超重肥胖率增长速度最快的时期。根据 WHO 公布的数据，全球 5~19 岁儿童青少年的肥胖人数已从 1975 年的 1 100 万上升到 2016 年的 1.24 亿，年增长率超过 6%。进入 21 世纪后，我国儿童肥胖增长速度加快，已呈全国流行趋势，特别是农村学生增长迅速。

幼年的某些关键时期与肥胖的发生发展有着密切关系，当中包括妊娠期、婴儿期、在出现肥胖反弹的 5~7 岁之间，以及青春期。目前，有许多研究关于营养、体育活动等因素与肥胖的发生发展的关系，另外，也有研究表明，原始的社会经济地位和成人肥胖关系密切，原始的社会经济地位越低，则长后越可能出现肥胖问题，因此早年的生活环境被认为对成年后发胖有着深远影响，当中的原因主要包括：①婴儿期或儿童期的营养状况，要么营养过剩，要么营养不良，以及紧接着出现的营养过剩；②心理因素，可能涉及儿童期的情感缺失；③关于饮食节制和对肥胖的态度的文化或社会认识，可能在儿童期就形成。进一步研究显示，心理社会因素和各种健康问题息息相关，最突出的是压力、创伤以及不良童年事件，以上均可以形成"生物印记"持续存在体内，当中也提到了童年不幸之所以会导致成人后发胖，主要在于精神压力导致的食欲过度。

肥胖症会造成儿童出现胰岛素抵抗、高血压、脂肪性肝炎、糖调节受损、社交障碍以及睡眠呼吸障碍等健康问题，已有研究显示，在 20 岁之前体重增加情况可预示日后胰岛素水平及心血管疾病风险高低，持续肥胖的时间是患 2 型糖尿病的独立危险因素。在肥胖儿童步入成年后，肥胖问题将会延续。40%~70% 的肥胖与基因遗传相关，许多患者携带肥胖易感基因，肥胖儿童成年后肥胖的发生率（64.1%）明显高于正常体重儿童（15.3%），并且越胖的孩子或孩子肥胖时年龄越大，长大后仍然是胖子的风险越高，因此儿童期肥胖是成人肥胖的重要预测因子。

综上所述，在青春期开始之前，体重保持正常是至关重要的，原因有以下几点：第一，肥胖儿童和青少年通常长大后也是肥胖的。第二，青春期肥胖与成年后心血管和代谢疾病（如 2 型糖尿病）的风险增加显著相关。第三，最近的数据显示，青春期较高的 BMI 与成年期某些恶性肿瘤（如白血病、霍奇金淋巴瘤、结直肠癌、乳腺癌等）的风险增加之间存在很强的关联。而且，一旦在成人期仍处于肥胖，则很难通过自身调节改善，因此，及早干预是避免成人肥胖并发症的有效策略，刻不容缓。

（张秀珍）

⭐ 第三节 成人肥胖并发症

前面提到了，儿童肥胖和成人肥胖的关系，然而，如果胖小子真的长成了胖子，又会有什么影响呢？

随着人民生活水平的不断提高，肥胖已经成为一个严重的公共卫生问题，干预肥胖，在一定程度上等同于"治未病"。一提到肥胖，很多人只联想到身形的臃肿，但中华预防医学会慢性病预防与控制分会的专家指出，肥胖不仅仅影响形体，更是引发慢性疾病的重要因素，与胰岛素抵抗、高血压、高血脂、高血糖等代谢综合征的组成成分及心血管疾病等密切相关。控制体重是预防慢性病的重要手段。

一、认识成人肥胖

根据 WHO 及中外专家指南的定义，对于中国人来说，BMI 在 24～28 kg/m^2 之间属于超重，超过 28 kg/m^2 才属于肥胖，对于身高 170 cm 的成年人来说，体重大于 69 kg、81 kg，才属于超重、肥胖。基于 2013 年 8 月至 2014 年 4 月中国慢性病及其危险因素监测数据，按照 BMI ≥ 28 kg/m² 的标准，中国成人肥胖患病率为 14.0%，其中京津冀与新疆等区域为高发病区，如果按照 WHO 标准，以 BMI ≥ 30 kg/m² 为肥胖切点，中国成人肥胖患病率从 1980 年至 2015 年增加了近 8 倍。有些人常说"我不胖，只是骨架子大了点"。嗯？大家差点就信了。其实，正确认识肥胖是非常重要的。"看得见的脂肪"是指皮下脂肪，影响人的身材、体型，而仅仅关注"外表"是远远不够的，更应该注意那些"看不见的脂肪"。"看不见的脂肪"是指除了皮下脂肪以外，藏在身体里，包裹在内脏外面起保护作用的脂肪。我国成年人男性肥胖几乎都属中心性肥胖，也就是我们俗称的"将军肚"；而中年女性肥胖的特征绝大多数也是以腰腹部脂肪堆积为主，被冠以"苹果腰"。临床研究证实，与皮下脂肪相比，内脏脂肪型肥胖才是导致人体胰岛素抵抗，出现心血管疾病以及代谢综合征的关键因素。关于内脏脂肪型肥胖，也就是常说的"腹型肥胖"，临床中常用的判断指标有腰围（waist circumference，WC）、臀围（hip circumference，HC）、腰臀比（waist-to-hip ratio，WHR）、体重指数（body mass index，BMI）等。WC 和 WHR 在评价腹型肥胖和评估患者罹患糖尿病、高血压及其他心血管疾病的概率方面有明显优势，而多数学者认为 BMI 更多用于反映人体脂肪总体分布情况，更适合于评价全身性肥胖的患者。因此，满足以下两点的人，就需要警惕内脏脂肪超标了：①腰围大、苹果型身材（看起来是四肢瘦、肚子胖的苹果形身材，男性的腰围大于 90 cm，女性的腰围大于 80 cm）；②腰臀比例超标（女性的 WHR ＞ 0.8，男性的 WHR ＞ 0.9）。

二、成人肥胖的危害

肥胖不仅与死亡率增加有关，还与多种疾病的发病率显著增加有关，并且几乎可以影响到每一个器官系统（图 5-7），即使应用孟德尔随机化方法，BMI 升高依然显著增加全身各系统的疾病发生风险，如高血压、冠心病、高脂血症、糖尿病、呼吸睡眠暂停综合征、骨代谢异常以及恶性肿瘤等，除此之外，肥胖与性腺功能异常之间存在着互为因果的关系，可导致男性不育和女性不孕，严重影响人的身心健康。肥胖程度越严重，发生肥胖的年龄越小，其影响也就越大。严重的肥胖甚至可使预期寿命减少 8 年。2012 年全球新增成人癌症病例中，约 50 万病例与超重或肥胖有关，约占全球新增癌症病例总量的 3.6%，女性患与肥胖相关癌症的比例高于男性。同时，多项大型前瞻性研究还发现，适当减重可改善肥胖相关的并发症（图 5-8）。我们需要加强有关肥胖危害的宣传教育，积

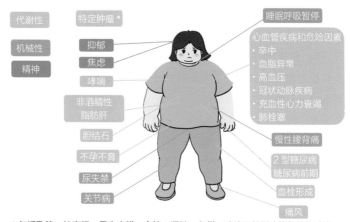

代谢性

机械性

精神

特定肿瘤*

抑郁

焦虑

哮喘

非酒精性脂肪肝

胆结石

不孕不育

尿失禁

关节病

睡眠呼吸暂停

心血管疾病和危险因素
· 卒中
· 血脂异常
· 高血压
· 冠状动脉疾病
· 充血性心力衰竭
· 肺栓塞

慢性腰背痛

2 型糖尿病
糖尿病前期

血栓形成

痛风

* 包括乳腺、结直肠、子宫内膜、食管、肾脏、卵巢、胰腺和前列腺等部位的肿瘤

图 5-7　成人肥胖的危害

极推广健康的生活方式及普及性预防计划，降低肥胖的高危因素和相关疾病的发生率，提高人们的健康水平。

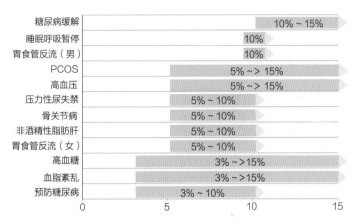

图 5-8 治疗获益需要达到的体重下降程度

（张秀珍）

附表

附表 1　中国 2～18 岁男童身高的体重标准差单位曲线图

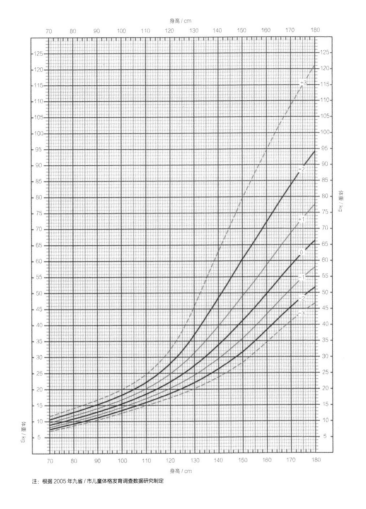

注：根据 2005 年九省 / 市儿童体格发育调查数据研究制定

附表 2　中国 0~3 岁男童身长的体重标准差单位曲线图

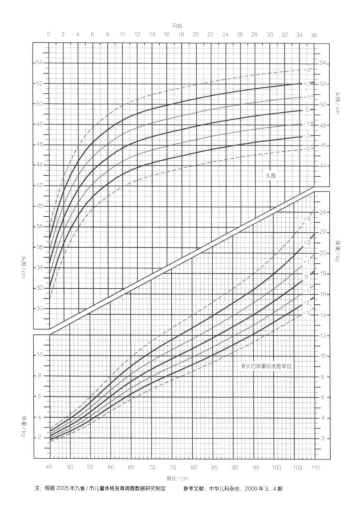

注：根据 2005 年九省 / 市儿童体格发育调查数据研究制定　　参考文献：中华儿科杂志，2009 年 3、4 期

附表3 中国2～18岁男童BMI百分位曲线图

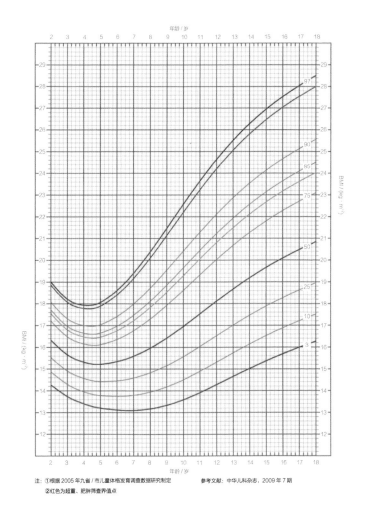

注：①根据2005年九省/市儿童体格发育调查数据研究制定　　参考文献：中华儿科杂志，2009年7期
　　②红色为超重、肥胖筛查界值点

附表4 中国2～18岁女童身高的体重标准差单位曲线图

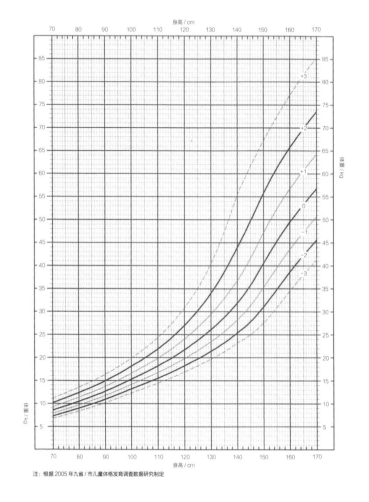

注：根据2005年九省/市儿童体格发育调查数据研究制定

附表5 中国0～3岁女童身长的体重标准差单位曲线图

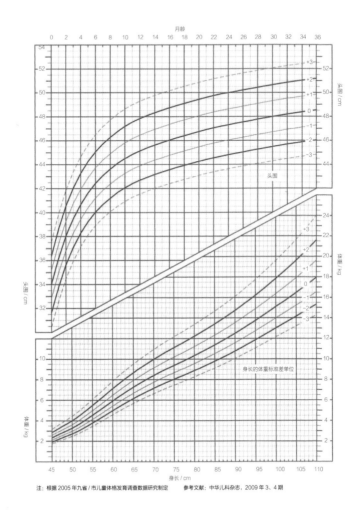

注：根据2005年九省/市儿童体格发育调查数据研究制定　　参考文献：中华儿科杂志，2009年3、4期

附表 6　中国 2～18 岁女童 BMI 百分位曲线图

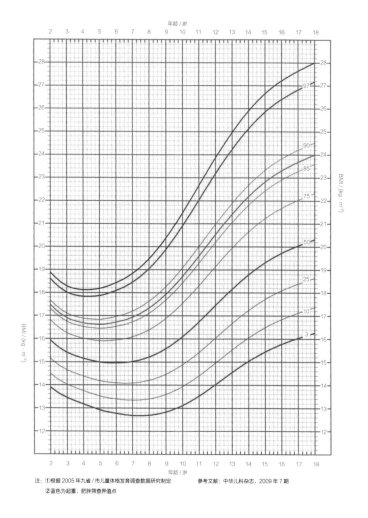

注：①根据 2005 年九省/市儿童体格发育调查数据研究制定　　参考文献：中华儿科杂志，2009 年 7 期
　　②蓝色为超重、肥胖筛查界值点

附表 7　中国 3～17 岁男童性别、年龄别和
身高别高血压参照标准

年龄/岁	身高范围/cm	收缩压/mmHg P_{50}	P_{90}	P_{95}	P_{99}	舒张压/mmHg P_{50}	P_{90}	P_{95}	P_{99}	年龄/岁	身高范围/cm	收缩压/mmHg P_{50}	P_{90}	P_{95}	P_{99}	舒张压/mmHg P_{50}	P_{90}	P_{95}	P_{99}
3	< 96	88	99	102	108	54	62	65	72	7	< 118	94	106	110	117	58	67	70	77
	96～97	88	100	103	109	54	63	65	72		118～120	95	107	111	118	58	67	70	78
	98～100	89	101	104	110	54	63	66	72		121～123	96	108	112	119	59	68	71	78
	101～103	90	102	105	112	54	63	66	73		124～127	97	110	113	120	59	68	72	79
	104～106	91	103	107	113	55	63	66	73		128～131	98	112	115	122	60	70	73	81
	107～108	92	104	107	114	55	63	66	73		132～135	100	113	117	124	61	71	74	82
	≥ 109	93	105	108	115	55	63	66	73		≥ 136	100	114	117	125	62	71	74	82
4	< 102	89	101	104	111	55	64	67	74	8	< 121	95	108	111	118	59	68	71	78
	102～104	90	102	105	111	56	64	67	74		121～123	95	108	112	119	59	68	71	79
	105～107	91	103	106	113	56	64	67	74		124～127	97	110	113	120	60	69	72	80
	108～110	92	104	108	114	56	64	67	74		128～132	98	111	115	122	61	70	73	81
	111～113	93	106	109	115	56	64	67	74		133～136	99	113	117	124	62	71	74	82
	114～116	94	107	110	117	56	65	68	75		137～139	101	114	118	125	62	72	75	83
	≥ 117	95	107	111	117	56	65	68	75		≥ 140	102	115	119	127	63	73	76	84
5	< 109	92	104	107	114	56	65	68	75	9	< 125	96	109	112	119	60	69	72	80
	109～110	92	104	107	114	56	65	68	75		125～128	96	109	113	120	60	69	73	80
	111～113	93	105	109	115	57	65	68	75		129～132	98	111	114	122	61	71	74	82
	114～117	94	106	110	117	57	65	69	76		133～137	99	113	117	124	62	72	75	83
	118～120	95	108	111	118	57	66	69	76		138～142	101	115	119	126	63	73	76	84
	121～123	96	109	112	119	58	67	70	77		143～145	102	116	120	128	64	73	77	85
	≥ 124	97	110	113	120	58	67	70	77		≥ 146	103	117	121	129	64	74	77	85
6	< 114	93	105	109	115	57	66	69	76	10	< 130	97	110	114	121	61	70	74	81
	114～116	94	106	110	116	57	66	69	76		130～132	98	111	115	122	62	71	74	82
	117～119	95	107	111	117	58	66	69	77		133～137	99	113	116	124	62	72	75	83
	120～123	96	108	112	119	58	67	70	78		138～142	101	115	119	126	63	73	77	85
	124～126	97	110	113	120	59	68	71	78		143～147	102	116	120	128	64	74	77	85
	127～129	98	111	115	121	59	69	72	79		148～151	104	118	122	130	64	74	77	86
	≥ 130	99	112	116	123	60	69	73	80		≥ 152	105	119	123	131	64	74	77	86

续表

年龄/岁	身高范围/cm	收缩压/mmHg				舒张压/mmHg			
		P_{50}	P_{90}	P_{95}	P_{99}	P_{50}	P_{90}	P_{95}	P_{99}
11	< 134	98	111	115	122	62	72	75	83
	134 ~ 137	99	112	116	124	63	72	76	84
	138 ~ 142	100	114	118	126	64	73	77	85
	143 ~ 148	102	116	120	128	64	74	78	86
	149 ~ 153	104	119	123	130	64	74	78	86
	154 ~ 157	106	120	124	132	64	74	78	86
	≥ 158	106	121	125	133	64	74	78	86
12	< 140	100	113	117	125	64	73	77	85
	140 ~ 144	101	115	119	126	64	74	78	86
	145 ~ 149	102	117	121	128	65	75	78	86
	150 ~ 155	104	119	123	131	65	75	78	86
	156 ~ 160	106	121	125	133	65	75	78	86
	161 ~ 164	108	123	127	135	65	75	78	87
	≥ 165	108	124	128	136	65	75	78	87
13	< 147	102	116	120	128	65	75	78	86
	147 ~ 151	103	117	121	129	65	75	78	87
	152 ~ 156	104	119	123	131	65	75	79	87
	157 ~ 162	106	121	125	133	65	75	79	87
	163 ~ 167	108	123	128	136	65	75	79	87
	168 ~ 171	110	125	130	138	66	76	79	87
	≥ 172	110	126	130	139	66	76	79	88
14	< 154	103	118	122	130	65	75	79	87
	154 ~ 157	104	119	124	132	65	75	79	87
	158 ~ 162	106	121	125	133	65	75	79	87
	163 ~ 167	108	123	128	136	65	75	79	87
	168 ~ 172	109	125	130	138	66	76	79	88
	173 ~ 176	111	127	131	140	66	76	80	88
	≥ 177	112	128	133	141	67	77	80	89

年龄/岁	身高范围/cm	收缩压/mmHg				舒张压/mmHg			
		P_{50}	P_{90}	P_{95}	P_{99}	P_{50}	P_{90}	P_{95}	P_{99}
15	< 158	105	120	124	132	65	76	79	87
	158 ~ 161	106	121	125	133	65	76	79	87
	162 ~ 166	107	122	127	135	66	76	79	88
	167 ~ 170	109	124	128	137	66	76	80	88
	171 ~ 174	110	126	131	139	66	77	80	89
	175 ~ 178	112	128	132	141	67	77	81	89
	≥ 179	113	129	133	142	67	77	81	90
16	< 161	105	121	125	133	66	76	79	88
	161 ~ 164	106	121	126	134	66	76	79	88
	165 ~ 168	107	123	127	136	66	76	80	88
	169 ~ 172	109	125	129	138	66	76	80	88
	173 ~ 176	111	126	131	140	67	77	80	89
	177 ~ 179	112	128	133	141	67	77	81	90
	≥ 180	113	129	134	142	67	78	81	90
17	< 163	106	121	126	134	66	76	79	88
	163 ~ 165	107	122	126	135	66	76	80	88
	166 ~ 169	108	124	128	136	66	76	80	88
	170 ~ 173	109	125	130	138	67	77	80	89
	174 ~ 177	111	127	131	140	67	77	81	89
	178 ~ 180	112	129	133	142	67	78	81	90
	≥ 181	113	129	134	143	68	78	82	90

注：测量的身高若含小数点，应四舍五入取整数后再查表。

附表 8　中国 3～17 岁女童性别、年龄别和身高别高血压参照标准

年龄/岁	身高范围/cm	收缩压/mmHg				舒张压/mmHg				年龄/岁	身高范围/cm	收缩压/mmHg				舒张压/mmHg			
		P_{50}	P_{90}	P_{95}	P_{99}	P_{50}	P_{90}	P_{95}	P_{99}			P_{50}	P_{90}	P_{95}	P_{99}	P_{50}	P_{90}	P_{95}	P_{99}
3	< 95	87	99	102	108	55	63	67	74	7	< 116	93	105	109	115	57	66	69	77
	95～96	88	99	103	109	55	63	67	74		116～118	93	106	109	116	57	66	69	77
	97～99	88	100	103	110	55	64	67	74		119～122	94	107	110	117	58	67	70	78
	100～102	89	101	104	111	55	64	67	74		123～126	95	108	112	119	59	68	71	79
	103～105	90	102	105	112	55	64	67	74		127～130	96	109	113	120	59	69	72	80
	106～107	91	103	106	113	55	64	67	75		131～133	97	111	114	122	60	69	73	81
	≥ 108	91	103	107	113	56	64	67	75		≥ 134	98	112	115	122	61	70	73	82
4	< 101	89	101	105	111	56	64	67	75	8	< 120	94	106	110	116	58	67	70	78
	101～103	89	101	105	111	56	64	67	75		120～122	94	107	111	117	58	67	71	79
	104～106	90	102	106	112	56	64	67	75		123～126	95	108	112	119	59	68	71	79
	107～109	91	103	107	113	56	64	67	75		127～131	96	109	113	120	60	69	72	80
	110～112	92	104	107	114	56	65	68	75		132～135	98	111	115	122	61	70	73	82
	113～114	93	105	109	115	56	65	68	76		136～138	99	112	116	123	61	71	74	83
	≥ 115	93	105	109	115	56	65	68	76		≥ 139	100	113	117	124	62	71	75	83
5	< 108	91	103	106	113	56	65	68	76	9	< 124	95	108	111	118	59	68	71	79
	108～109	91	103	107	113	56	65	68	76		124～127	95	108	112	119	59	68	72	80
	110～112	92	104	107	114	56	65	68	76		128～132	97	110	113	120	60	69	73	81
	113～116	93	105	109	115	57	65	68	76		133～136	98	111	115	122	61	71	74	82
	117～119	93	106	109	116	57	66	69	77		137～141	100	113	117	124	62	72	75	84
	120～122	94	107	111	117	58	66	70	77		142～145	101	114	118	125	63	72	76	84
	≥ 123	95	108	111	118	58	67	70	78		≥ 146	102	115	119	126	63	73	76	85
6	< 113	92	104	108	115	57	65	69	76	10	< 130	96	109	113	120	60	69	73	81
	113～114	92	105	108	115	57	66	69	77		130～133	97	110	114	121	61	70	73	82
	115～118	93	106	109	116	57	66	69	77		134～138	99	112	116	123	62	71	75	83
	119～121	94	117	110	117	58	67	70	78		139～143	100	113	117	124	63	72	76	84
	122～125	95	108	112	118	58	67	71	79		144～147	101	115	119	126	63	73	76	85
	126～128	96	109	113	119	59	68	71	79		148～151	103	116	120	128	63	73	77	85
	≥ 129	97	110	114	121	59	69	72	80		≥ 152	103	117	121	129	64	73	77	86

年龄/岁	身高范围/cm	收缩压/mmHg				舒张压/mmHg			
		P_{50}	P_{90}	P_{95}	P_{99}	P_{50}	P_{90}	P_{95}	P_{99}
11	< 136	98	112	115	122	62	71	75	83
	136 ~ 139	99	113	116	123	62	72	75	84
	140 ~ 144	101	114	118	125	63	73	76	85
	145 ~ 149	102	116	120	127	64	73	77	86
	150 ~ 154	103	117	121	128	64	74	77	86
	155 ~ 157	104	118	122	129	64	74	77	86
	≥ 158	104	118	122	130	64	74	77	86
12	< 142	100	113	117	124	63	73	76	85
	142 ~ 145	101	114	118	125	63	73	77	85
	146 ~ 150	102	116	120	127	64	74	77	86
	151 ~ 154	103	117	121	129	64	74	78	86
	155 ~ 158	104	118	122	130	64	74	78	87
	159 ~ 162	105	119	123	130	64	74	78	87
	≥ 163	105	119	123	131	64	74	78	87
13	< 147	101	115	119	126	64	74	77	86
	147 ~ 149	102	116	120	127	64	74	78	87
	150 ~ 153	103	117	121	128	64	74	78	87
	154 ~ 157	104	118	122	129	65	74	78	87
	158 ~ 161	105	119	123	130	65	74	78	87
	162 ~ 164	105	119	123	131	65	74	78	87
	≥ 165	105	119	123	131	65	75	78	87
14	< 149	102	116	120	127	65	74	78	87
	149 ~ 152	103	117	121	128	65	75	78	87
	153 ~ 155	104	118	122	129	65	75	78	87
	156 ~ 159	104	118	122	130	65	75	78	87
	160 ~ 163	105	119	123	130	65	75	78	87
	164 ~ 166	105	119	123	131	65	75	79	87
	≥ 167	106	120	124	131	65	75	79	88

年龄/岁	身高范围/cm	收缩压/mmHg				舒张压/mmHg			
		P_{50}	P_{90}	P_{95}	P_{99}	P_{50}	P_{90}	P_{95}	P_{99}
15	< 151	103	116	120	128	65	75	79	87
	151 ~ 152	103	117	121	128	65	75	79	88
	153 ~ 156	104	118	122	129	65	75	79	88
	157 ~ 160	105	119	123	130	65	75	79	88
	161 ~ 163	105	119	123	131	65	75	79	88
	164 ~ 166	105	120	124	131	65	75	79	88
	≥ 167	106	120	124	131	65	75	79	88
16	< 151	103	117	121	128	65	75	79	88
	151 ~ 153	103	117	121	129	65	75	79	88
	154 ~ 157	104	118	122	130	65	75	79	88
	158 ~ 160	105	119	123	130	65	75	79	88
	161 ~ 164	105	119	123	131	66	76	79	88
	165 ~ 167	106	120	124	131	66	76	79	88
	≥ 168	106	120	124	132	66	76	79	88
17	< 152	103	117	121	129	66	76	79	88
	152 ~ 154	104	118	122	129	66	76	79	89
	155 ~ 157	104	118	122	130	66	76	80	89
	158 ~ 161	105	119	123	130	66	76	80	89
	162 ~ 164	105	119	124	131	66	76	80	89
	165 ~ 167	106	120	124	132	66	76	80	89
	≥ 168	106	120	124	132	66	76	80	89

注：测量的身高若包含小数点，应四舍五入取整数后再查表。

附表 9 不同年龄适合的运动与强度比较

年龄阶段	运动建议	运动举例	运动强度	运动时间	运动频率	注意事项
0～4岁（快速生长期）	不同环境下的互动游戏 发展动作技能的活动	躲猫猫、接传球、爬行、捏彩泥、搭积木等	各种活动都应考虑孩子可接受的强度	全天多次积累至少180分钟	每天	减少久坐时间，屏幕前的教育项目不超过1个小时
5～11岁（稳定生长期）	选择孩子感到精力充沛的活动 可开始在大人监督下的小强度力量训练 可进行中低强度的专项化训练，同时进行多样化运动项目组合训练	骑车、游泳、打乒乓球等 大人托举下的引体向上、悬垂举腿、腹背起等 滑冰、跳绳、球类运动、骑行等	体力活动：中高强度（注：运动强度最重要，强度增加的同时考虑孩子可接受的强度） 力量训练可采用重量和高重复次数（15～20次）的动作训练	全天多次积累至少180分钟，每次久坐时间不超过60分钟	每周至少3天	力量训练在大人的监督下进行，避免大力量训练；早期专项化训练的时间每周不超过16小时（除特殊项目需要早期大强度训练外：如体操、跳水等）

续表

年龄阶段	运动建议	运动举例	运动强度	运动时间	运动频率	注意事项
12～17岁（快速发育期）	冲击性活动 可适当进行力量训练 可进行高强度专项化运动训练	跑步、跳跃、球类运动 中小重量的哑铃力量训练 专项运动训练：12～14岁：打网球、打高尔夫球；14岁以上：田径类如中长跑等	体力活动与专项化运动均可中高强度（注：运动安全最重要，强度增加的同时考虑孩子可接受的强度）	每天应积累至少60分钟	每周至少3天中高强度体力活动；至少3天进行肌肉与骨骼增强的活动如户外活动：骑行、打球等	心肺适能发育敏感期，避免进行较重大力量训练；除了运动，还要注意均衡饮食

参考文献

[1] POMERANTZ WJ, TIMM NL, GITTELMAN MA. Injury patterns in obese versus nonobese children presenting to a pediatric emergency department[J]. Pediatrics, 2010, 125(4): 681-685.

[2] SADEGHIANRIZI A, FORSBERG CM, MARCUS C, et al. Craniofacial development in obese adolescents[J]. European Journal of Orthodontics, 2005, 27(6): 550-555.

[3] 张效绩，雷雨龙，师巧莉，等. 不同人群肥胖者运动处方的制定 [J]. 医学信息，2019，32（14）：25-27.

[4] HAY P, MITCHISON D, COLLADO AEL, et al. Burden and health-related quality of life of eating disorders, including Avoidant/Restrictive Food Intake Disorder (ARFID), in the Australian population[J]. Journal of Eating Disorders, 2017, 5(1).

[5] JESSICA B, JENNIFER, SHAWN EM, et al. The Global Prader-Willi Syndrome Registry: Development, Launch, and Early Demographics. Genes, 2019, 10(9): 713.

55检